全国基层名老中医经验集丛书

总主编　雷鸣　郝重耀

传承启悟录

——曹华维临床经验集

主　审　曹华维

主　编　高立志

副主编　张二娜　王婷婷

编　委　（按姓氏笔画为序）

马海龙　王婷婷　文珍妮

毕海军　吕瑞瑞　张　丽

张二娜　张亚立　娄　荣

高立志　梁　杰

人民卫生出版社

图书在版编目（CIP）数据

传承启悟录：曹华维临床经验集 / 高立志主编 . —
北京：人民卫生出版社，2018

（全国基层名老中医经验集丛书 . 山西卷）

ISBN 978-7-117-27584-2

Ⅰ.①传… Ⅱ.①高… Ⅲ.①中医临床 – 经验 – 中国
– 现代 Ⅳ.① R249.7

中国版本图书馆 CIP 数据核字（2018）第 238891 号

人卫智网	www.ipmph.com	医学教育、学术、考试、健康，购书智慧智能综合服务平台
人卫官网	www.pmph.com	人卫官方资讯发布平台

传承启悟录
——曹华维临床经验集

主　　编：高立志
出版发行：人民卫生出版社（中继线 010-59780011）
地　　址：北京市朝阳区潘家园南里 19 号
邮　　编：100021
E - mail：pmph @ pmph.com
购书热线：010-59787592　010-59787584　010-65264830
印　　刷：三河市潮河印业有限公司
经　　销：新华书店
开　　本：710×1000　1/16　印张：10　插页：8
字　　数：163 千字
版　　次：2019 年 3 月第 1 版　2019 年 3 月第 1 版第 1 次印刷
标准书号：ISBN 978-7-117-27584-2
定　　价：45.00 元

打击盗版举报电话：010-59787491　E-mail：WQ @ pmph.com
（凡属印装质量问题请与本社市场营销中心联系退换）

传承中医
造福人类

吕景山

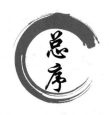

总序

　　中医药师承教育历史悠久，强调实践性，重视临床能力的培养，注重因材施教，在中医独特思维方法及中医临床技能传授等方面有显著的优越性。近年来，中医药事业得到了全社会的普遍关注，全国基层名中医工作室的建设也取得了重要成绩，为传承当代名老中医药专家学术思想和临床诊疗经验，发挥了积极作用。

　　山西是中医药文化的发源地之一，在中医史上曾涌现出许多著名医家。义姁，山西夏县人，是史书上记载的第一位女中医，所以被誉为"女医家第一人"，也被称作"大汉女国医"。鲍姑，山西长治人，是史书中记载的第一位女针灸医师，被称为"鲍仙姑"。王叔和，山西高平人，编撰了我国现存最早的脉学专著——《脉经》，影响深远，并首开整理编次《伤寒论》之先河，"仲景《伤寒论》得显于世，而不坠于地者，叔和之力也"（成无己语），于中医事业居功甚伟。傅山，山西太原人，明末清初著名思想家、书法家、医学家，有《傅青主女科》等著作传世，在当时被誉为"医圣"。近现代以来，山西中医取得了新的成绩，师怀堂新九针、焦顺发头针、吕景山对药对穴、谢锡亮灸法、薄智云腹针等新技术、新成果，对现代中医药发展产生了重要影响。

　　山西省针灸医院始建于1984年，2012年通过评审，成为全国首家三级甲等针灸专科医院。在传承"一大师两泰斗"学术思想的基础上，医院开设国医堂特色门诊；成立了国医大师吕景山传承工作室和山西中医药大学脑病学石学敏院士工作站；建立了新九针学术流派研究室、谢锡亮灸法研究室、头针康复训练研究室、贴敷研究室。多年来，山西省针灸医院一直承担山西省基层中医药传承的建设推广工作，为探索基层名老中医经验传承和基层中医药人才培养的有效方法和模式，于2015年受山西省中医药管理局的委托，开展了我省全国基层名老中医药专家传承工作室建设的督导工作，在项目规划、传承模式、整理方法等方面开展了扎实广泛的研究，并积极策划引领各工作室总结阶段性成果，整理出版学术专著，规模大，效果好，成绩显著。

　　本丛书体现了山西中医的丰厚底蕴，反映了山西基层名老中医的丰富经验，体现了山西中医工作者与时俱进奋发有为的工作风貌，也必将对中医事业的发展做出重要贡献。

山西省针灸医院

2019年3月

《全国基层名老中医经验集丛书·山西卷》丛书
编辑委员会

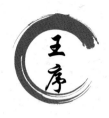

王序

　　"业精于勤而荒于嬉"。曹华维主任自幼酷爱中医，为探究根本，自费购买或借阅书籍，自学中医，常常达到忘我境地，废寝忘食，甚至在参加集体劳动时也手不释卷。正是由于这种刻苦的劲头，曹华维先生在不到十八岁就自学了当时的中西医大学课程。但曹主任并未满足于此，而是在此基础上探求至理，研读《黄帝内经》《伤寒杂病论》《温病条辨》等经典著作，以求对祖国医学有更深的认识。在学习过程中，曹华维主任勤于钻研，善于总结，对祖国传统医学经典理论感悟颇深，为日后进入临床打下了坚实的理论基础。

　　稍长，为周边乡亲们免费诊疗，疗效卓著，声名渐起，遂被推荐为村卫生所医生，并在县卫校中医班和县医院学习进修三年。此间，为求临床疗效的进一步提高，遍访周边名师，并跟随当时本县名中医赵华南医师学习经典著作及临床，使得专业基础和临床水平得到了进一步的提高。1979年遵照中央文件（中发〔1978〕56号）参加全国中医选拔考试，首批录取为中医师，享受国家本科待遇，分配到垣曲县人民医院古城分院工作。

　　曹华维主任扎根基层40余年，勤求古训，博采众长，始终立足人民群众之间，为基层百姓排忧解难。退休后仍不忘工作，受聘于垣曲县中医医院，任中医业务负责人，于2012年主持创建"脾胃病"科，2012年12月获得垣曲县首届"名中医"称号；于2013年经山西省卫生厅批准创建垣曲县中医院"名医堂"名医工作室，担任中医诊疗授徒指导老师；2015年9月被国家中医药管理局评为"全国基层名老中医药专家传承工作室"专家。

在长期的临床实践中，曹主任形成了自己的诊疗特点，如重视诊断，认为识病要以认识整体病机为主，不可以管窥之见妄下汤药，更不可头痛医头、脚痛医脚；诊疗过程中重视中焦，认为脾胃为气血之源泉，人体之枢纽，人体的能量代谢全赖于脾胃，肝胆为人体动力，气血升降的枢机，故对脾胃、肝胆及其相关疾病尤为重视；临床追求中和，认为慢性疾病皆因长期积损所致，不可大剂攻补，宜缓缓图之；用药以平和为主，认为汤药下咽，毒在前药在后，一着不慎，就会戕害人命，主张慢性疾病的治疗以至中平和为要。

曹主任在日常的临床中，勤思、善悟、重教，把中医传承作为现今工作的重中之重。对于中医的现状，曹主任深表忧虑，故不辞辛劳，以高度的责任感与使命感毫无保留地带教，并嘱学生将其临床经验整理、编辑成书，以求对后学有所启示，为后来者树立了良好的榜样。

垣曲县中医医院院长　王喜平

2017 年 11 月

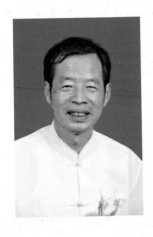

曹华维，男，汉族，1949年出生，山西省垣曲县人。1970年参加工作，至今连续从事中医临床48年。1979年遵照中央文件（中发〔1978〕56号）参加全国中医选拔考试，首批录取为中医师，享受国家本科生待遇（卫级15级），分配到垣曲县人民医院古城分院工作，先后任中医师、中医科主任，1988年3月晋升为中医主治医师。

2001年退休后受聘于县中医医院，任中医业务负责人。于2012年主持创建"脾胃病"科，2012年12月获得垣曲县首届"名中医"称号；2013年经山西省卫生厅批准创建垣曲县中医院"名医堂"名医工作室，担任中医诊疗授徒指导老师；2015年9月被国家中医药管理局评审为"全国基层名老中医药专家传承工作室"专家，并依据国家文件精神成立曹华维名中医传承工作室。

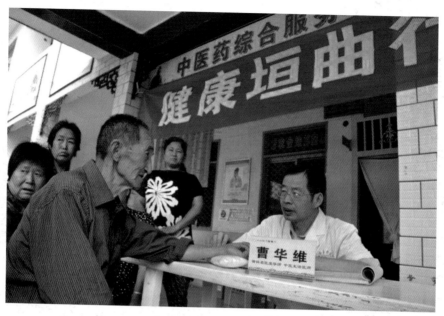

曹华维先生参加义诊

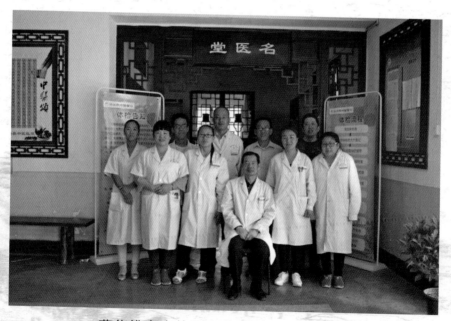

曹华维专家传承工作室工作人员合影

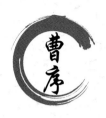

悠悠中医，其道远矣，内经神农，源流久长。

岁在束发，时逢"文革"，动乱停课，涉猎医学。

村委推荐，入县卫校，中医专业，村医赤脚。

进县医院，进修深造，弱冠独立，治病行医。

而立之年，国医统考，医师证书，首批录到。

不惑之岁，主治医师，县级医院，中医主任。

花甲之年，县名中医，二零一三，省名医堂。

二零一五，全国基层，名老中医，专家传承。

上级领导，伯乐力挺，弟子编录，《经验集》成。

斗转星移，岁逢丁酉，中华盛世，《中医法》生。

百姓欣慰，同仁欢庆，传承国粹，中医新生。

古老医术，有望发扬，承前启后，造福百姓。

曹华维

丁酉年季秋，因《经验集》书成偶感而作

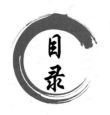

目录

第一章
临证实录

第一节 脾胃病证

一、胃脘痛

胃脘痛又称胃痛，是指以上腹部胃脘部位发生疼痛为主的一种胃肠道病症。常见于西医学中的急慢性胃炎、胃－十二指肠溃疡、胃癌、胃痉挛、胃下垂、胃神经官能症、胃黏膜脱垂症等疾病病程中以上腹部胃脘痛为主要症状（或阶段）时。在消化道病症中最为常见，发病率高，中医临床辨证施治效果好，是中医临床中的优势病种之一。

（一）病机概要

胃脘痛病机可分为不荣则痛和不通则痛。不荣则痛为气血阴阳亏虚，脾胃失于充养引起的疼痛；不通则痛为脉络不通，气血供养不足或者脾胃升降失司引起的疼痛。

脾胃失养可具体分为脾阳不足、胃阴亏虚、阴阳俱虚、气血不足等。脉络不通可具体分为瘀血阻络和寒引脉络。脾胃升降失司可分为饮食停滞、痰湿（饮）中阻、肝气横逆、外感暑湿等。

（二）常见证型、辨证要点及常用方剂

1. 脾胃失养

辨证要点：①病程较长，时发时止；②痛势隐隐；③脉沉弱或沉细。

选方：阴阳俱虚者，以小建中汤加减；气血不足者，以归芪建中汤加减；脾气不足者，可用香砂六君子汤加减；脾阳不足者，可用附子理中丸加减；胃阴不足者，可用益胃汤加减。

2. 瘀血阻络

辨证要点：①痛有定处，按之痛甚；②进食后明显；③舌质暗，舌下有瘀点或者瘀络，脉涩。

选方：以丹参饮或者失笑散加味。

3. 寒引脉络

辨证要点：①因感寒或者进食寒凉诱发；②痛势较剧；③遇寒加重，得温痛减。

选方：病情轻浅者，服生姜红糖水；病情较重者，以良附丸加味；兼有表寒者，合香苏散加味。

4. 食滞胃脘

辨证要点：①多由饮食不节或者不洁所致；②嗳腐吞酸，或者呕吐不消化食物；③舌苔厚腻，脉滑。

选方：单纯食滞者，保和丸加减；湿热食滞内阻胃肠，合枳实导滞丸；兼有脾胃虚弱者，可用健脾丸加减。

5. 痰湿（饮）中阻

辨证要点：①胃脘部沉闷不舒；②舌苔厚腻或者水滑。

选方：痰湿中阻者，以平胃二陈汤加减；饮聚胃脘者，以苓桂术甘汤加味；寒湿较盛者，以厚朴温中汤加减；湿热中阻者，以清中汤加减。

6. 肝气横逆

辨证要点：①常由情绪或者精神异常诱发；②胸胁胀闷，连及胃脘；③脉弦。

选方：肝气犯胃者，以柴胡舒肝散加减；血虚肝郁脾虚者，以逍遥散加减；肝郁化火者，丹栀逍遥散合左金丸加味。

7. 外感暑湿

辨证要点：①夏月，有贪凉饮冷史；②起病急，疼痛或缓或剧；③多伴怠惰嗜卧，不思饮食，或伴吐泻。

选方：以正气散加减。

（三）验案例举

[验案一]

靳某，男，33岁，本县华峰乡人。2016年11月18日初诊。

主诉：胃脘部不适1年余。

患者于1年前无明显诱因出现胃脘部不适，进食后明显，进食寒凉食物尤甚，饮酒后略好转。就诊时患者精神尚好，食欲一般，大小便正常。查体：腹平坦，上腹部两侧压痛明显。脉虚缓，舌胖大，苔滑白腻。

辨证属胃脘痛（寒湿中阻），以厚朴温中汤加减。

处方：厚朴 12g　　干姜 12g　　陈皮 24g　　茯苓 30g

　　　苍术 12g　　半夏 15g　　草豆蔻 12g　木香 12g

　　　生姜 5 片

3 剂，每日 1 剂，水煎服。

二诊（2016 年 11 月 21 日）：服药后患者自觉症状好转，胃脘部不适减轻。自诉昨日劳动受凉后又觉腹胀。脉虚缓，舌淡红、胖大，苔薄白腻。仍以原方加减，嘱忌生冷、油腻。

处方：厚朴 12g　　干姜 15g　　陈皮 24g　　茯苓 30g
　　　苍术 12g　　半夏 15g　　草豆蔻 12g　　木香 12g
　　　砂仁 12g　　生姜 5 片

3 剂，每日 1 剂，水煎服。

三诊（2016 年 11 月 24 日）：胃脘部不适已不显，食欲好，食后无不适，二便正常，口不干不苦。脉虚缓，舌淡红，舌体胖有齿痕，苔薄白，中部约花生粒大小白腻。以附子理中合苓桂术甘汤加减。

处方：制附子 9g　　党参 12g　　炒白术 15g　　茯苓 30g
　　　桂枝 12g　　炙甘草 6g　　木香 12g　　砂仁^(后下) 9g
　　　陈皮 24g　　干姜 12g

6 剂，每日 1 剂，水煎服。

四诊（2016 年 12 月 5 日）：诸症减轻，无明显不适。口略干，舌淡红、略胖，边有齿痕，苔薄白，脉沉缓。

诸症已减，以附子理中丸善后。嘱忌生冷、油腻。

按语：患者胃脘部不适，进食寒凉后尤著，饮酒后可好转，舌体胖大，苔滑白腻。可辨为寒湿中阻。酒性辛热剽悍，可助散寒，故饮酒后可好转。故以厚朴温中汤以温中行气燥湿。

厚朴温中汤出自《内外伤辨惑论》，治疗"脾胃虚寒，心腹胀满，及秋冬客寒犯胃，时作疼痛"。以方测证，可治脾胃寒湿气滞所致的脘腹胀满痞痛者。本方厚朴集散寒、化湿、行气于一身，故为君药；干姜温中；茯苓健脾利水，杜绝生湿之源；陈皮行气，兼以燥湿；草豆蔻燥湿行气；木香行气燥湿，气行则湿去。

本方不用半夏者，是因半夏以化痰为主，而本证之要在湿不在痰。不以平胃散为主方，因平胃散较平和，运脾除湿，所治之证为湿重寒轻，而本方较辛热，散寒、行气、燥湿三者兼备，治寒湿俱重者。不以理中或香砂六君者，以"参术之补有碍寒湿之行"（赵守真《治验回忆录》）。

三诊时患者寒湿已化，故以附子理中汤善后，舌体胖大，中焦饮邪未化，以苓桂术甘汤。四诊，诸症减轻，以附子理中丸善后。

 [验案二]

柴某，女，37岁，新城镇人。2016年8月29日初诊。

患者自诉平素时有胸部及胃脘疼痛。昨日月信适来，胃痛又作，脘腹胀满，口苦，月信提前7天，色暗夹紫黑血块，舌红苔薄白，脉弦。

辨证属肝脾失和，气滞血瘀。法当理气活血，祛瘀止痛，调理肝脾。方用丹栀逍遥散合失笑散、金铃子散加减。

处方：当归12g　　　柴胡12g　　　赤白芍各12g　　茯苓10g

　　　炒白术10g　　炙甘草3g　　　延胡索10g　　　蒲黄炭10g

　　　炒五灵脂10g　青皮8g　　　　川芎10g　　　　金铃子10g

　　　栀子10g　　　丹皮10g

5剂，颗粒剂，每日1剂，开水冲服。

二诊（2016年9月5日）：痛止经停，但仍有痞满、嗳气之症，故原方加半夏10g以和胃气。7剂颗粒，每日1剂，早晚分服。

按语：患者平素有胸部及胃脘疼痛，脘腹胀满、口苦，属肝郁脾弱；月信提前，色暗夹紫黑血块，为气滞血瘀；舌红有热。故曹师选丹栀逍遥散合失笑散、金铃子散加减。丹栀逍遥散养血健脾，疏肝清热；失笑散活血祛瘀，散结止痛；金铃子散疏肝泄热，活血止痛，加青皮以加强疏肝行气作用，加川芎以增强行气止痛、活血祛瘀作用。以上诸药共奏理气活血，祛瘀止痛，调理肝脾之功。

此处选逍遥散而不用柴胡疏肝散，是因为柴胡疏肝散行气力大，主要用于肝郁气滞的实证；而逍遥散既疏肝又健脾，适合本证肝脾失和的病机。

[验案三]

张某，女，64岁，英言乡人。2017年2月9日初诊。

患者自诉胃脘疼痛反复发作数年，半月前生气后症状加重。自觉胃脘部火烧样疼痛，时轻时重，脘腹胀满，心烦嘈杂，口干欲凉饮，食欲差，大便时常干燥，二三日一行。舌红少苔，脉细弦。

辨证属胃阴不足，肝气横逆。拟平肝理气，养阴和胃。方用沉香降气散合沙参麦冬汤加减。

处方：沉香 3g   延胡索 10g   川楝子 10g   炒白芍 18g

　　　　石斛 10g   沙参 10g   麦冬 12g   柴胡 10g

　　　　炒枳壳 10g 炙甘草 5g   黄连 3g   吴茱萸 3g

　　　　乌贼骨 15g 大黄^(后下)6g

7 剂 颗粒，每日 1 剂，开水冲服。

二诊（2017 年 2 月 24 日）：疼胀减轻，仍感痞满，嘈杂，烧心，遂沉香改木香，枳壳改枳实，加煅瓦楞子 20g、丹参 18g。7 剂颗粒，每日 1 剂，早晚分服。

三诊（2017 年 3 月 7 日）：胃脘痛消失，心烦易醒，大便稍干，一日一行，舌淡红苔薄白，脉弦。原方减川楝子、乌贼骨，加龙骨 24g、代赭石 15g、玄参 15g。7 剂颗粒，每日 1 剂，早晚分服。

按语："正气存内，邪不可干；邪之所凑，其气必虚"。患者胃脘疼痛数年，必有脾胃本身不足为其内因。观其症状，口干欲冷饮，大便干燥，舌红少苔，脉细，均为阴虚火旺之象，此当为本次患病的内因。又遇生气致肝气郁结，土虚木贼，肝气不能疏土和胃，反而横逆犯胃，故致症状加重。胃脘疼痛时轻时重，满腹胀满，脉弦，皆为肝郁气结之象。故以《医学心悟》沉香降气散疏肝和胃降气，沙参麦冬汤滋养胃阴，二者相合，培其本，去其因，故能取效。

《本草再新》提出沉香"治肝郁，降肝气，和脾胃，消湿气，利水开窍。"在此配合川楝子、柴胡可以行气疏肝解郁，调和脾胃；延胡索利气止痛、炒白芍柔肝止痛，李时珍在《本草纲目》中归纳延胡索有"活血、利气、止痛、通小便"四大功效，并推崇延胡索"能行血中气滞，气中血滞，故专治一身上下诸痛"；胃阴虚，用石斛、沙参、麦冬益胃生津；枳壳下气除胀；大黄泻下通便；左金丸辛开苦降，肝胃同治，泻火而不至凉遏，降逆而不碍火郁，相反相成，使肝火得清，胃气得降，则诸症自愈；乌贼骨制酸止痛。

[验案四]

干某，男，53 岁，新城镇人。2015 年 8 月 1 日初诊。

胃脘部疼痛年余，隐痛喜按，得热时痛减，食欲差，偶尔食多则满闷沉重感，时有泛酸，嘈杂。钡餐造影显示胃下垂，胃功能差。精神疲倦，四肢怕冷，大便溏稀，日一到二次。舌淡苔白腻湿润，脉虚缓。

辨证属中焦虚寒，湿滞气阻。治宜温中散寒，化湿理气。方用黄芪建中汤合调中益气汤加减。

处方：黄芪 20g　　党参 15g　　炒白术 15g　　炒苍术 10g

　　　炒白芍 20g　　炒枳壳 20g　　炙甘草 6g　　半夏 10g

　　　桂枝 8g　　　黄连 3g　　　吴茱萸 5g　　　柴胡 10g

　　　升麻 8g　　　浙贝 8g　　　木香 10g　　　砂仁 6g

　　　乌贼骨 15g

7 剂，每日 1 剂，水煎服。

二诊（2015 年 8 月 10 日）：疼痛诸症有所缓解，大便仍溏稀。原方减浙贝，加陈皮 10g。7 剂，水煎服。

三诊（2015 年 8 月 29 日）：痛已止，诸症均已缓解，大便正常，遂原方继进，巩固效果。

四诊（2015 年 9 月 8 日）：诸症均失，续用原方增减调理半月痊愈。

按语：久病多虚，患者胃脘部疼痛年余，隐痛喜按，得热食痛减，均为中焦虚寒之证。精神倦怠，食欲差，进食则有胃脘部满闷沉重感及大便稀溏，为脾气虚弱，运化失司所致。而舌淡苔白腻湿润，脉虚缓，又为湿邪阻滞之象。

由此可知，本病中焦虚寒为本，脾胃虚弱，运化失司，致水湿不化，湿邪阻滞。故以黄芪建中汤温养中焦，调中益气汤运脾化湿。

黄芪建中汤出自《金匮要略·血痹虚劳病脉证并治》"虚劳里急，诸不足者，黄芪建中汤主之。"曹师将其作为虚寒性脘腹疼痛的主方。在临床中，曹师将其应用要点总结为：①脘腹疼痛，经久不愈；②喜温喜按；③脉虚无力；④排除阴虚火旺者。

调中益气汤出自《脾胃论》，由黄芪、人参、甘草、苍术、柴胡、橘皮、升麻、木香组成，具有益气健脾、和中祛湿的功效。适用于肠胃虚弱，脘腹胀满，不思饮食，大便泄泻等症。

二方合用，正合本病病机。因兼有泛酸嘈杂，故加乌贝散及左金丸以疏肝和胃，制酸止痛。

[验案五]

杜某，女，66 岁。2017 年 4 月 14 日初诊。

患者 1 年前因生气后出现胃脘部疼痛，呈胀痛，此后每遇情志不舒胃痛均发作或较前加重，胸闷喜叹息，伴反酸、烧心，大便不畅，小便尚可。舌苔薄白，脉沉弦。

辨证属胃痛（肝气犯胃），治以疏肝理气，和胃止痛，以柴胡疏肝散合半夏泻心汤加减。

处方：柴胡 12g　炒白芍 18g　川芎 8g　炒枳壳 10g
　　　陈皮 8g　香附 10g　炙甘草 5g　姜半夏 10g
　　　黄连 3g　黄芩 10g　干姜 3g　党参 12g
　　　乌贼骨 15g　煅瓦楞子 20g　莪术 10g　浙贝 8g

7 剂　颗粒，每日 1 剂，开水冲服。

二诊（2017 年 4 月 22 日）：患者自觉胃脘部胀满较前减轻，胸闷较前好转，反酸、烧心减轻，大便不畅。舌苔薄白，脉沉弦。

处方：上方加大黄 8g、延胡索 12g、川楝子 10g、郁金 10g。颗粒剂，7 剂，早晚分服。

三诊（2017 年 5 月 1 日）：患者自觉胃脘部胀痛消失，胸闷未再发作，反酸、烧心明显减轻，大便可。舌苔薄白，脉沉细。

处方：2017 年 4 月 22 日方去大黄，党参加至 15g。颗粒剂，7 剂，早晚分服。

按语：此证系由忧思恼怒，怒则气逆，思则气结，伤肝损脾，肝失疏泄，横逆犯胃，脾失健运，胃气阻滞，致胃失和降，发为胃痛，故以胀痛为主。胃气上逆，则见反酸、烧心。方用柴胡舒肝散以疏肝理气，合半夏泻心汤调节脾胃升降，二者合用，共同达到理气、和胃、止痛之功。方中用柴胡疏肝解郁，调理气机；香附、芍药助柴胡和肝解郁；陈皮、枳壳行气导滞；川芎理气活血止痛；乌贼骨、煅瓦楞制酸止痛；黄连、黄芩清解郁热；党参补气；莪术、浙贝活血化瘀止痛。

[验案六]

史某，男，31 岁，王茅村人，农民。2016 年 5 月 30 日初诊。

自诉因劳累过度、进食寒凉后出现胃脘部疼痛，痛势较剧，难以忍受，拒按，背部牵涉痛 2 天，且伴有胸闷，休息可稍有缓解。自行口服奥美拉唑肠溶胶囊等药物治疗，疼痛略有缓解。就诊时患者上腹胃脘部疼痛，痛处固定，压之痛甚，精神、食欲差，进食后疼痛明显。舌淡红质暗，苔薄腻，脉弦涩。

辨证属血瘀气滞，不通则痛。拟理气活血，调理心胃。方用丹参饮合金铃子散加味。

处方：丹参20g　　　檀香6g　　　　砂仁6g　　　　延胡索10g

　　　川楝子10g　　炙甘草6g　　　赤白芍各12g　川芎10g

　　　瓜蒌12g　　　姜半夏10g　　　川朴12g　　　煅瓦楞子20g

　　　　　　　　　　　　　　　　　5剂　颗粒，每日1剂，开水冲服。

二诊（2016年6月3日）：疼痛减轻，腹满便秘。

原方去赤芍，白芍加至20g，并加柴胡12g、大黄[后下]12g、枳实10g。5剂颗粒。药后便畅痛愈。

按语：本案因劳累过度、进食寒凉后出现胃脘部疼痛，且痛有定处，拒按，进食后疼痛尤为明显，舌质暗，脉涩，为寒邪侵袭，胃络不通，瘀血凝滞之象。而胸闷、脉弦，为肝气瘀滞之象。患者因劳累过度，正气耗伤，加之进食寒凉，伤及中焦，致肝气瘀滞不通，血脉凝而不行，故有诸症。

以丹参饮合金铃子散疏肝和胃，活血止痛，并加川芎、赤芍，加强活血止痛力量，白芍柔肝止痛。因伴有胸闷、舌苔薄腻，故加瓜蒌、半夏、厚朴等宽胸理气之品。二诊疼痛减轻，但有腹满便秘，故合用大柴胡汤以调和肝胃，理气通便。

[验案七]

赵某，女，85岁。华峰乡华峰村人。2016年6月12日初诊。

主诉：胃脘部疼痛，伴恶心、呕吐1天。

十余日前患者被诊断为"脑梗死"，后以活血化瘀等药物静脉点滴治疗。1天前，患者出现上腹部疼痛，伴恶心呕吐，小腹部胀满不适。腹部B超检查示：尿潴留。经导尿后，腹部胀满减轻，胃脘部疼痛、恶心、呕吐不见缓解。就诊时患者食欲差，大便不能排出，需用开塞露才能排便，小便闭。自诉口干、口苦、腹部憋闷不适。

查体：腹平坦，上腹部压痛。肝脾肋下未触及，肝肾区无叩击痛。肠鸣音正常。舌淡白，苔黄腻，脉结代寸滑，关脉弦滑。

辅助检查：心电图：窦性心律不齐。腹部B超：膀胱尿潴留。

诊断为胃脘痛（痰热中阻），以柴胡陷胸汤加减。

处方：柴胡 12g　　黄芩 9g　　半夏 12g　　黄连 6g

瓜蒌 15g　　枳实 9g　　桔梗 9g　　竹茹 12g

2 剂，每日 1 剂，水煎服。

二诊（2016 年 6 月 13 日）：服上方 1 剂，恶心、呕吐及胃脘疼痛症状均较前明显减轻。现仍小便闭，经小腹部热敷、摩腹等方法无效。查：舌淡红，苔黄厚腻，右寸滑略浮。以苏叶 10g、杏仁 10g、枇杷叶 10g，水煎，少量多次口服。

三诊（2016 年 6 月 14 日）：家属诉 6 月 13 日下午开始服药，1 剂未服完，晚上已排尿。嘱继续以原方口服。

按语：柴胡陷胸汤出自《重订通俗伤寒论》。主治少阳证，胸膈痞满，按之痛者。患者于初诊时症见口苦、口干、胸部不适、恶心欲呕、食欲差，满足少阳证之"口苦""胸胁苦满，嘿嘿不欲饮食，心烦喜呕"，加之上腹部压痛，舌苔黄腻，为痰热结聚胸脘之证。故予柴胡陷胸汤清热涤痰，宽胸散结。

1 剂后，患者胃脘部疼痛及恶心、呕吐症状虽皆减轻，但小便不利未见缓解。右寸滑而略浮，苔黄腻，提示痰热闭阻上焦，致上焦宣肃失司，上焦不通，下窍亦闭，故以提壶揭盖法。方以赵绍琴前辈原方。1 剂小便得畅。

《黄帝内经》明示："小大不利治其标。"本案在首诊时即已有"小大不利"之症，但以为已经导尿缓解，未加重视，而将胃脘疼痛及恶心、呕吐当作主症。二诊开上窍通下窍，小便得通，再以原方治疗痰热中阻之证。

二、痞满

痞满是以上腹胃脘部痞塞满闷不舒，按之柔软，压之不痛，视之无胀大之形为主要临床特征的一种脾胃病证。西医学中的慢性胃炎、胃神经官能症、胃下垂、消化不良等疾病，当出现以胃脘部痞塞、满闷不舒为主要表现时，均可参照本病辨证论治。痞满是脾胃肠病证中较为常见的病证，中医药治疗本病具有较好的疗效。

（一）病机概要

痞满症状以胃脘部满闷不舒为主，故其总病机在于脾胃升降失司。其病机主要分为两种：一是脾胃虚弱，而致升降功能失司；二是中焦壅塞不通，致脾胃升降功能失司。

脾胃虚弱，治以健脾益气，升清降浊；中焦壅塞不通者，则攻其有余，补其不足，升清降浊。中焦壅塞不通的病理因素有热、痰、气、食等。

（二）常见证型、辨证要点及常用方剂

对于痞满，常见虚实寒热夹杂，曹师临床常用半夏泻心汤加减。

1. 邪热内陷

辨证要点：①口苦、口干明显；②舌苔偏黄腻；③或伴有大便干，小便黄。

选方：以半夏泻心汤减干姜用量或去干姜，加黄芩、黄连用量。便秘可加大黄。

2. 脾胃虚寒

辨证要点：①不喜冷食，食则加重；②舌苔偏白腻；③或有大便稀溏。

选方：半夏泻心汤减黄芩、黄连用量或者不用，加砂仁、干姜等温运脾胃之品。手足不温加桂枝。

3. 脾胃虚弱

辨证要点：①脾胃素虚，常有慢性脾胃病史；②食欲差，进食加重；③常有大便稀溏，完谷不化等症状。

选方：以半夏泻心汤合香砂六君子汤加减。

4. 痰湿内阻

辨证要点：①胃脘部沉闷不适，饮水后明显；②舌苔厚腻。

选方：半夏泻心汤合平胃散、二陈汤加减。

5. 食滞胃脘

辨证要点：①嗳腐吞酸，食臭味明显；②胃脘部痞满，不欲进食；③舌苔厚腻，脉滑。

选方：半夏泻心汤合保和丸加减。

6. 肝气郁结

辨证要点：①发病与情绪关系密切；②胃脘部胀满明显，连及胸胁；③脉弦。

选方：半夏泻心汤合四逆散加减。

（三）验案例举

[验案一]

颜某，女，50岁。垣曲县华峰乡华峰村人。2015年10月8日初诊。

主诉：间断性胃脘部不适数年，加重半月。

患者数年来胃脘部间断不适，时轻时重，自行口服奥美拉唑等药物后症状可好转。未行正规诊治。半月前患者胃脘部不适复发，故来就诊。就诊时患者胃脘部满闷不适，进食后尤甚，并伴有嗳气，夜间明显。精神一般，食欲差，大便质稀，每日1次，小便正常。查体：上腹部压痛，无反跳痛。舌淡，苔白润略厚腻，脉沉弱无力。

既往史：既往体质差，易感冒。

诊断为痞证（脾胃虚弱，升降失司），治以和脾胃，调升降，以半夏泻心汤加味。

处方：半夏12g　　黄芩9g　　　黄连6g　　　干姜12g
　　　党参12g　　炙甘草6g　　炒谷芽12g　炒麦芽12g
　　　神曲12g　　生姜9g　　　大枣5枚

3剂，每日1剂，水煎服。

二诊（2015年10月22日）：服上剂后，胃脘部满闷不适好转，食欲增加，大便正常，故自行停药。一周前因感冒、咳嗽口服药物治疗（具体用药不详），咳嗽消失。刻诊：患者项背部酸困不适，大便稀，一日2次，伴胃脘部满闷不舒，打嗝后稍好转。头痛，口服复方氨酚烷胺片（2片，2次/日）可减轻，舌苔润，略厚腻。辨证属太阳阳明合病，以葛根加半夏汤加减。

处方：葛根45g　　桂枝12g　　麻黄9g　　　炙甘草6g
　　　炒白芍12g　半夏12g　　炒谷麦芽各12g　神曲12g
　　　生姜9g　　　大枣5枚

3剂，每日1剂，水煎服。

三诊（2015年10月26日）：服上剂后，诸症消失，无项背部酸困不适及胃脘部满闷。食欲可，大小便正常。嘱口服香砂六君丸以善后。

按语：患者间断性胃脘部不适数年之久，"邪之所凑，其气必虚"，提示患者脾胃素弱。中土不足，气血生化乏源，卫外之力虚弱，故易感冒。中土虚弱，升降失司，脾不升清故便稀，胃不降浊故嗳气。升降失司，中土壅滞，故生痞满。《金匮要略·呕吐哕下利病脉证治》第十条："呕而肠鸣，心下痞者，半夏泻心汤主之"，正合本案病症。

《伤寒论》149条，半夏泻心汤证是由柴胡证误下，损伤脾胃所致。而临证不必皆由误下所致，只要是脾胃虚弱，升降失司者均可应用。

《金匮要略》中"呕"与"肠鸣"均为升降失司的表现。但临床所见半夏泻心汤证，未必全是消化道症状，如呕、肠鸣、下利等，也可有如头晕、头痛等症状，只要与脾胃虚弱、升降失司的病机契合，均可以半夏泻心汤治疗。本案与半夏泻心汤证病机相合，故能 3 剂取效。

但由于患者脾胃素虚，气血生化乏源，卫外不固，易感外邪。二诊时患者因外感致项背部酸困不适，同时伴胃脘部满闷不适，大便稀，嗳气等症状，为太阳阳明合病。《伤寒论》第 32 条："太阳与阳明合病者，必自下利，葛根汤主之。"第 33 条："太阳与阳明合病，不下利但呕者，葛根加半夏汤主之。"故以葛根加半夏汤，因舌苔厚腻，故加炒谷麦芽、神曲以消食化滞，以助中焦运化。

[验案二]

张某，男，72 岁。华峰乡陈堡村人。2015 年 8 月 31 日初诊。

主诉：上腹部胀满不适两月余。

患者于 2 个月前进食冰镇西瓜后出现上腹部胀满不适，夜间明显，进食后尤甚。曾自行口服"健胃消食片"治疗无效。两月来症状持续存在，未行正规治疗。就诊时患者上腹部胀满不适，口苦，口干，食欲较差，大小便正常。查体：腹平坦，上腹部压痛。舌淡白，苔腻，脉滑。

诊断：痞证（中焦升降失常）。治法：和脾胃，调升降。以半夏泻心汤加减。

处方：半夏 12g　　黄芩 9g　　　黄连 6g　　　　干姜 12g
　　　党参 12g　　炙甘草 6g　　神曲 12g　　　炒谷麦芽各 12g
　　　鸡内金 12g　莪术 9g　　　生姜 3 片　　　大枣 3 枚

3 剂，每日 1 剂，水煎服。

二诊（2015 年 9 月 4 日）：患者自诉服上剂后上腹部胀满明显减轻，食欲亦较前明显改善。进食后无腹部胀满，夜间仍偶有胀满。无口干、口苦，大小便正常。查体：生命体征平稳，上腹部压痛消失。患者诸症好转，以原方减莪术、鸡内金治疗。

处方：半夏 12g　　黄芩 9g　　　黄连 6g　　　　干姜 12g
　　　党参 12g　　炙甘草 6g　　神曲 12g　　　炒谷麦芽各 12g

生姜5片　　　大枣3枚

3剂，每日1剂，水煎服。

2015年9月8日电话回访，患者自诉诸症消失，食欲增加，精神转好，停服药。

按语：本案为老年患者，脏腑功能较弱。食冰镇西瓜后寒伤中焦。中焦阳气受损，斡旋无力，升降失司，故有中焦满闷不适。中焦阳气受损，脾胃运化失司，故食后胀满明显。

《伤寒论》149条："伤寒五六日，呕而发热者，柴胡汤证具，而以他药下之，柴胡证仍在者，复与柴胡汤。此虽已下之，不为逆，必蒸蒸而振，却发热汗出而解。若心下满而鞕痛者，此为结胸也，大陷胸汤主之。但满而不痛者，此为痞，柴胡不中与之，宜半夏泻心汤。"

半夏泻心汤证为少阳误下所致，中焦虚寒为本，继而形成的痰湿、食积为标，困阻中焦而成痞满之证。

本案虽未经泻下之法，却误食寒凉，损伤中焦阳气，成因不一，结果相同。中焦阳气受损，气机升降失常，进而影响水谷的运化而成痰湿、食积，而痰湿、食积等病理产物会进一步阻滞中焦气机的升降，形成恶性循环。

故以半夏、干姜辛开，黄芩、黄连苦降，四者合用，复其升降之力。以党参、甘草、大枣以复中焦之虚。合用谷麦芽、神曲、鸡内金、莪术者，以消其积食。临床见到胃脘部不适，食后加重者即加神曲、炒谷麦芽，病程较久者加莪术、鸡内金，以增加消食化积之力。诸药合用，既有辛温化痰之半夏，又有苦寒燥湿之黄芩、黄连，还有消食化积之谷麦芽、神曲、鸡内金、莪术，再合党参、甘草、大枣之甘温益气，共起祛邪复正之效。

[验案三]

常某，男，23岁。2017年6月19日初诊。

患者脘腹痞闷胀满，连及两胁，烧心，恶心呕吐，食欲不振，嗳气，口干口苦。舌红苔黄腻，脉滑数。胃镜检查示：慢性浅表性胃炎。

诊断：胃痞（肝胃不和）。治法：疏肝和胃，降逆止酸。以半夏泻心汤合四逆散加减。

处方：姜半夏10g　　黄芩10g　　黄连3g　　党参10g

干姜 3g	柴胡 10g	炒白芍 15g	枳实 10g
煅瓦楞子 20g	川朴 12g	陈皮 8g	炒苍术 8g
吴茱萸 3g			

7 剂 颗粒，每日 1 剂，开水冲服。

二诊（2017 年 6 月 26 日）：患者诉脘腹痞闷胀满及恶心呕吐稍轻，食欲好转，烧心未明显变化，口干口苦稍轻。以原方加乌贼骨 15g、浙贝 8g，7 剂颗粒。

三诊（2017 年 7 月 3 日）：患者诉脘腹痞闷胀满、恶心呕吐、烧心嗳气及口干口苦症状均明显减轻，舌淡红，苔薄白，脉缓。上方去苍术加佛手 10g。7 剂颗粒。

四诊（2017 年 7 月 10 日）：患者诉脘腹痞闷胀满较之前减轻，恶心呕吐及口干口苦症状已不显，烧心嗳气亦较前减轻，舌淡红，苔薄白，脉缓。继续予三诊方 7 剂。电话回访，7 剂服完诸症消失，停药。

按语：脘腹痞闷胀满，连及两胁，恶心呕吐，烧心嗳气，口干口苦，属肝胃不和，胃失和降之证。故以四逆散疏肝理气，半夏泻心汤调节脾胃升降失司。方中半夏、黄芩、干姜、党参、黄连泻热消痞，和胃降逆，柴胡、白芍、枳实疏肝解郁理脾，厚朴、陈皮、苍术增强燥湿行气消痞之力，吴茱萸与黄连配伍清肝泻火，降逆止呕，佛手增强行气之力，煅瓦楞子、乌贼骨、浙贝止酸和胃。诸药合用共奏泻热消痞，和胃降逆止酸之用。

[验案四]

杨某，男，60 岁。2016 年 2 月 16 日初诊。

因生气后出现上腹胃脘部满闷不适 1 年余。初服木香顺气丸可好转，日久不效。继服四消丸通下后可好转片刻，须臾又胀满如初。就诊时胃脘部胀满，食后尤甚，无胸闷及胁下胀满。口渴喜饮，食欲欠佳。大便每日一次，质不干，小便正常。舌质暗红，脉弦而滑。以半夏泻心汤合四逆散加减。

处方：半夏 10g	黄芩 9g	黄连 6g	干姜 10g
柴胡 12g	枳实 9g	炒白芍 15g	内金 12g
炒麦芽 12g	炙甘草 6g		

5 剂，每日 1 剂，水煎服。

服 5 剂后胃脘部满闷不适明显好转，大便不畅。仍以原方加减。

处方：半夏 10g　　　黄芩 9g　　　　黄连 6g　　　　干姜 10g

　　　柴胡 12g　　　枳实 9g　　　　炒白芍 15g　　　内金 12g

　　　炒麦芽 12g　　炙甘草 6g　　　莪术 9g　　　　炒莱菔子 12g

5 剂，每日 1 剂，水煎服。

按语：患者起病缘于情志郁结。肝郁日久，疏泄失司，不能助脾胃运化，致脾胃升降失司，故有胃脘部满闷。虽无胸胁胀满，但病因肝郁不达而起，故以半夏泻心汤调脾胃之升降除其痞满，四逆散疏肝理气解郁去其病因，二者同用，肝气舒达则能助脾胃之运化，脾胃运化正常，则痞满可消。二诊加莱菔子者，因其大便不畅。且患者舌质暗红，提示病程较久，久病入血，故以莪术不仅消食开胃，而且祛血中瘀滞。《本草备要》中说："莪术……破血中之气，化瘀通经，开胃化食，解毒止痛"。

三、便秘

便秘是指由于大肠传导功能失常导致的以大便排出困难，排便时间或排便间隔时间延长为临床特征的一种大肠病证。

便秘是一种临床常见症状，不仅可以为一个独立的病证，也可以是多种急慢性疾病过程中经常出现的症状，相当于西医学中的功能性便秘，以及肠易激综合征、肠炎恢复期、直肠及肛门疾病所致之便秘，药物性便秘，内分泌及代谢性疾病所致的便秘，肌力减退所致的便秘等。中医药对本病证有着丰富的治疗经验和良好的疗效。

（一）病机概要

便秘以大便不通为主症，其病因在于肠道传导失司。其病机在于：①肠道供给失常（如气、血、阴、阳），致肠道功能失司；②胃气失于和降，影响肠道传导功能；③邪气内阻（如痰、食），阻滞肠道。

故临床常见证型有：肠道失养，胃失和降（常与痞满并见），痰浊阻滞，食滞肠腑，气机阻滞，阳明腑实。

（二）常见证型、辨证要点及常用方剂

1. 肠道失养

辨证要点：①大便数日不解，腹无所苦；②伴有气、血、阴、阳不足之象。

常用方剂：血虚不足者，以当归四逆汤加减；气虚无力推动者，以补中益气汤加减；阴虚不能濡养者，以麻仁丸加减；阳虚秘结者，以大黄附子细辛汤加减。

2. 痰浊阻滞

辨证要点：①大便黏腻不爽，有排不尽感；②腹胀，痞满；③舌苔厚腻。

常用方剂：小承气汤合二陈汤加减。若有口苦、苔黄为胆胃腑实，可用大柴胡汤。

3. 食滞肠腑

辨证要点：①有饮食无度史；②嗳腐吞酸，矢气臭浊；③舌苔厚腻。

常用方剂：枳实导滞汤加减。

4. 气机阻滞

辨证要点：①大便干结不甚，排便不畅；②伴胸腹胀满，嗳气食少；③舌苔薄腻，脉弦。

常用方剂：六磨汤加减。

5. 阳明腑实

辨证要点：①大便干结，腹胀腹痛；②伴有面红，身热烦躁；③舌红苔黄燥，脉滑数。

常用方剂：承气汤类。兼气血不足者，常用黄龙汤加减。

（三）验案例举

[验案一]

王某，女，75 岁，新城人。2017 年 3 月初诊。

主诉：大便干燥，三四日一行，纳可，苔白，脉弦细。辨为便秘（脾虚不运），治以润肠通便行气。以麻子仁丸加减。

处方：生白术 20g　麻子仁 15g　炙杏仁 10g　炒白芍 20g

　　　大黄(后下)10g　枳实 10g　厚朴 12g　生莱菔子 15g

　　　槟榔 10g　郁李仁 10g

7 剂 颗粒，每日 1 剂，开水冲服。

按语：《伤寒论》第 247 条："趺阳脉浮而涩，浮则胃气强，涩则小便数；浮涩相抟，大便则鞕，其脾为约，麻子仁丸主之。"

跌阳为足阳明胃经之脉，古人用以候胃。脉浮主热，胃有热则气盛，故谓浮则胃气强。涩主津液虚，小便数则耗伤津液，故谓涩则小便数。浮涩相搏，亦必使阳绝于里，大便则硬。古人谓脾为胃运输津液，今胃中干已无津液可运，则脾的功能受到制约，故谓其脾为约，宜麻子仁丸主之。

本案除便秘外别无所苦，苔白，脉弦细，为津液不足，"其脾为约"，与麻子仁丸切合，故以本方加减。麻子仁润肠通便为君药。杏仁上肃肺气，下润大肠；白芍养血敛阴，缓急止痛；生白术健脾益气为臣。大黄、枳实、厚朴即小承气汤，轻下热结，除胃肠燥热；生莱菔子长于利气，槟榔行气，郁李仁润燥滑肠、下气共为佐药，以达润肠、通便、缓下之功，使燥热去，阴液复，而大便自调。

临床中，曹师对于习惯性或老人便秘、虚人里有积滞而属里实热者常以麻子仁丸加减治疗。曹师总结其辨证要点为：经常便秘而别无所苦。

[验案二]

谢某，女，38岁。2017年3月7日初诊。

患者长期便秘，3～5日一次，便干，排便不畅。伴胃脘部饱胀，胸胁胀满，反酸，进食后尤为明显。舌淡红，苔薄白，脉细弦略数。

诊断：痞满，便秘（脾约证）。

治法：健脾和胃理气，润肠通便。以麻子仁丸加减。

处方：

生白术 15g	炒白芍 20g	川朴 15g	炒枳实 10g
大黄(后下) 10g	炙杏仁 12g	麻子仁 12g	郁李仁 10g
柴胡 12g	槟榔 10g	木香 10g	姜半夏 10g
煅瓦楞子 20g			

5剂 颗粒，每日1剂，开水冲服。

按语：稍进食即觉饱胀是脾虚不能运化水谷所致，胃脘痞满、反酸，胸胁胀满是气机阻滞中焦而致，长期便秘是肠道失润，传导功能失常。诊为便秘，脾约证。治宜健脾和胃理气，润肠通便。方以麻子仁丸加减。方中生白术健脾益气通便，炒白芍舒肝和胃养阴，川朴行气导滞，枳实理气除痞，大黄清热泻下，杏仁、麻子仁、郁李仁润肠通便，柴胡疏肝解郁，槟榔行气通便，木香理脾胃气滞，姜半夏化痰，煅瓦楞子和胃制酸。诸药合用，共奏健脾和胃理气，润肠通便之功。

[验案三]

车某，女，37岁，新城人。2017年5月4日初诊。

主诉：便秘1个月，加重1周。

病史：患者产后月余即出现便秘，3~4日一行，排便无力，考虑到尚在哺乳期，除腹部胀满之外，其他都可忍受，未予治疗。1周前便秘加重，5日尚未大便，乳汁分泌减少，伴疲乏，面色淡黄少华，唇甲淡白，口干，失眠，多梦。舌苔薄白，脉细。遂来就诊。

诊断：便秘（气血虚弱）。治以益气补血，养阴通便，方以当归补血汤合小承气汤加减。

处方：
黄芪 20g	当归 15g	生白术 20g	炒白芍 15g
炒枳实 10g	川朴 12g	党参 12g	槟榔 10g
王不留行 12g	路路通 12g	大黄^(后下)8g	炙甘草 3g
火麻仁 12g	麦冬 12g	柏子仁 12g	柴胡 6g

5剂　颗粒，每日1剂，开水冲服。

按语：产后失血伤津、元气受损，气血亏虚，而致大便难；疲乏、面色淡黄少华，为气虚之征；唇甲色淡、失眠、健忘，为血虚之征。所以选当归补血汤益气补血，用小承气汤轻下热结、除满，加党参、白术、白芍健脾益气养血，加柴胡调畅气机、升举阳气，加麦冬养阴，加王不留行、路路通下乳，加火麻仁、柏子仁、槟榔润肠通便。

[验案四]

申某，女，38岁，新城人。2017年7月26日初诊。

主诉：大便不畅1个月。

病史：大便不利，2~3日一行，大便不甚干，胸腹胀满，嗳气食少，口干口臭，肠鸣，矢气，舌苔薄腻，脉弦。

诊断：便秘（气机郁滞）。治以顺气导滞，以六磨汤加减。

处方：
木香 10g	乌药 12g	槟榔 12g	枳实 12g
大黄^(后下)10g	川朴 15g	生白术 50g	炒白芍 20g
火麻仁 12g	炒莱菔子 12g	郁李仁 10g	

5剂，每日1剂，水煎服。

二诊（2017年8月1日）：患者诉诸症减轻，原方继用，7剂，代煎。

三诊（2017年8月10日）：大便一日一行，排时费力，月信后期量少夹瘀。加当归18g、桃仁10g、桂枝8g，槟榔加至15g，5剂，代煎。

按语：腑气壅滞，则大便不畅，脘腹胀满，肠鸣矢气；肝脾失和，脾运失常，则纳食减少；腑气不通，气逆于上，故胸满嗳气；舌苔薄腻、脉弦为肝脾不和，内有郁滞之象。方选六磨汤加减，方中木香调气；乌药顺气；枳实理气；大黄、槟榔破气行滞；加川朴降气除胀；加白芍养阴柔肝；加白术、炒莱菔子、火麻仁、郁李仁以健脾消食，润肠通便。其中生白术健脾助运，润燥通便，现代研究发现其有"促进胃肠分泌""使胃肠分泌旺盛，蠕动增速"等作用。

四、泄泻

泄泻是以大便次数增多，粪质稀薄，甚至泻出如水样为临床特征的一种脾胃肠病证。泄与泻在病情上有一定区别，古人将大便溏薄者称为泄；大便如水注者称为泻，然近代多泄、泻并称，统称为泄泻。

本病一年四季均可发生，但以夏秋两季多见。可见于西医学中的多种疾病，如急慢性肠炎、肠结核、肠易激综合征、吸收不良综合征等，当这些疾病出现泄泻的表现时，均当以泄泻论治。中医治疗本病有较好的疗效。

（一）病机概要

脾主运化水谷、水湿，运化正常，则各行其道，无所为患。如运化失司，则水谷不循常道而为病。泄泻皆因脾虚、湿盛所致，二者相互影响，互为因果。其病位在脾胃，而关乎肝胆及肾。

水湿不化，在于脾胃。而脾胃运化失司之由有三：①脾胃素虚，水湿不化；②肾阳不足，火不暖土；③肝气犯脾，脾运失常。而根据患者体质不同，或者发病条件各异，水湿为患可表现为湿热、寒湿或者暑湿。

所以，根据上述病机，曹师将泄泻临床常见证型分为：急性泄泻：①肝气乘脾；②湿热内阻；③寒湿为患。慢性泄泻：①脾虚失运；②脾肾阳虚。

（二）常见证型、辨证要点及常用方剂

1. 急性泄泻

（1）肝气乘脾

辨证要点：①与情绪关系密切；②常伴有腹痛；③泄泻多呈发作性，泻后痛减。

常用方剂：痛泻要方加味。

（2）湿热内阻

辨证要点：①泄泻暴注下迫，泻势较急；②泻下物臭秽；③肛门有烧灼感。

常用方剂：葛根芩连汤加减。

（3）寒湿为患

辨证要点：①多因贪凉饮冷所致；②泻下清稀，甚至如水样；③臭秽味不显；④舌苔白腻。

常用方剂：不换金正气散。

2. 慢性泄泻

（1）脾虚失运

辨证要点：①病程较长；②急迫感及疼痛感不显；③多伴有脾虚症状，如纳差、腹胀、乏力倦怠等。

常用方剂：升阳益胃汤合理中汤加减。

（2）脾肾阳虚

辨证要点：①病程较长；②急迫感及疼痛感不显；③多伴有肾阳不足的症状，如腰膝酸软，畏寒肢冷等。

常用方剂：升阳益胃汤合四神丸加减，或四神丸合理中汤加减。

加减法：轻者加诃子、肉豆蔻；重者加赤石脂；甚者加罂粟壳、石榴皮。

（三）验案例举

[验案一]

王某，男，43岁，家住东环路。2017年3月25初诊。

症状：自诉间断泄泻两年，复发十多天。患者自诉此次发作以来，大便每日5～6次，黏腻不畅，有排不尽感，并伴有倦怠乏力，不欲饮食，身体酸痛，口苦舌干。舌淡红，苔薄腻，脉缓。

诊断：泄泻，证属脾胃虚弱，湿热滞留中焦。

治法：益气升阳，清热除湿。以升阳益胃汤加减。

处方：黄芪24g　　党参15g　　防风10g　　炒白术15g

　　　旱半夏10g　　黄连3g　　　柴胡15g　　炙甘草6g

　　　陈皮10g　　　羌活10g　　　茯苓12g　　煨诃子10g

黄柏 12g　　　秦皮 12g　　　乌贼骨 15g　　　炒白芍 18g

干姜 6g　　　木香 10g

7 剂，每日 1 剂，水煎服。

2017 年 4 月 5 日电话随诊，患者诉服药 7 剂后诸症减轻，大便成形，每日 1~2 次，因外出停药。

按语：倦怠乏力，不欲饮食是脾胃气虚之证，身体酸痛，口苦舌干，泄泻是湿热滞留中焦所致。治以益气升阳，清热除湿。方以升阳益胃汤加减。

升阳益胃汤出自李东垣《内外伤辨惑论》，原方主治"脾胃虚弱，怠惰嗜卧，四肢不收，时值秋燥行令，湿热少退，体重节肿，口苦咽干，饮食无味，大便不调，小便频数，兼见肺病，洒淅恶寒，惨惨不乐，面色恶而不和者。"曹师将其主治归结为脾虚、湿滞、阴火。

本案方中以黄芪、党参、白术、炙甘草补气养胃，柴胡、防风、羌活升举清阳，祛风除湿，旱半夏、陈皮、茯苓、黄连、黄柏除湿清热，白芍养血和营，干姜温中，木香行气，乌贼骨、煨诃子、秦皮和胃止泻。诸药合用，共起健脾、祛湿、清热、止泄之功。

[验案二]

车某，女，56 岁，谭家乡人。2016 年 12 月 12 日初诊。

主诉：泄泻伴腹痛 2 天。

症状：患者自述因饮食不当，致腹泻、腹痛 2 天。就诊时大便日 4~5 次，便溏稀秽臭，腹鸣时作，伴有腹痛，痛则欲泻，泻后腹痛略减，肛门坠胀，有排便不尽感。按上腹部压痛，食欲差，舌苔黄腻，脉滑。

诊断：泄泻。证属食滞胃脘，肠胃湿热。

治法：调和肠胃，清热消食。葛根芩连汤合生姜泻心汤加减。

处方：葛根 15g　　　黄芩 10g　　　黄连 3g　　　炒白芍 20g

柴胡 12g　　　半夏 10g　　　生姜 10g　　　焦神曲 10g

炙甘草 5g　　　木香 10g　　　党参 10g　　　煨诃子 10g

炒枳壳 10g

3 剂颗粒，每日 1 剂，开水冲服。

二诊（2016 年 12 月 15 日）：腹泻已止，腹痛大减，但仍有腹胀、纳差之症，故原方去诃子，加川朴 12g、炒苍术 10g、肉桂 12g。7 剂颗粒。方后痊愈。

按语：本证是因饮食不当所致，按上腹时有压痛，为食滞胃脘引起腹泻腹痛。《伤寒论本义》认为雷鸣下利是中气运行不健之故，鸣则为虚，利则为实，舌苔黄腻，脉滑提示肠胃有湿热。方中葛根辛甘而凉，入脾胃经，升脾胃清阳之气而治下利；黄连、黄芩清热燥湿、厚肠止利；甘草甘缓和中，调和诸药；生姜泻心汤以苦治热，以甘补虚，以辛散痞；有腹痛，加炒白芍以柔肝止痛；木香既可以助枳壳行气，又可增强止痛作用，还可以助神曲健脾消食；柴胡助葛根升举阳气；党参补中益气，诃子敛肺涩肠止利。

[验案三]

刘某，男，34 岁，古城农民。2016 年 6 月 20 日初诊。

主诉：泄泻、腹痛 1 天。

病史：患者自述因天气炎热，贪凉饮食，夜宿室外，黎明时即腹泻、腹痛，泄泻一日 4 次，有急迫感，泻下物味臭秽，质黏腻，腹痛呈发作性绞痛，时轻时重。并伴有恶心呕吐，呕出物为腐酸食物，量不多，食纳差。舌苔白腻，脉滑。

诊断：泄泻。证属暑伤肠胃。

治法：清暑和胃。不换金正气散合葛根芩连汤加减。

处方：藿香 10g	半夏 10g	炒白芍 20g	川朴 12g
陈皮 10g	葛根 15g	黄芩 10g	黄连 3g
炙甘草 6g	焦神曲 10g	苍术 10g	乌贼骨 15g
木香 10g	煨诃子 10g		

3 剂颗粒，每日 1 剂，开水冲服。

二诊（2016 年 6 月 23 日）：胃痛停止，腹泻减少为日 2 次，仍有痞满恶心。原方加滑石 10g、竹茹 8g。3 剂颗粒。

三诊（2016 年 6 月 27 日）：胃脘痛吐泻均止，仍有食欲不佳，睡眠易醒。拟健脾和胃善后。

处方：党参 15g	白术 10g	茯苓 10g	陈皮 8g
姜半夏 10g	黄芩 10g	柴胡 10g	焦神曲 10g
白芍 15g	川朴 12g	龙骨 24g	牡蛎 24g

生姜 6g

5 剂颗粒，每日 1 剂，开水冲服。

按语：患者泄泻因贪凉饮冷而起，复夜宿室外，感受寒邪，寒湿之邪客于中焦，致中焦运化失司，升降失调，脾不升清而为泄泻，胃不降浊而为呕吐，中焦气机紊乱，而为疼痛。故以不换金正气散为主方加减，以和中、化湿、止痛。

不换金正气散由平胃散加藿香、半夏而成。其中平胃散燥湿运脾，行气和胃，藿香祛暑解表，化湿和胃，半夏燥湿化痰，降逆止呕。数药并用，共成化湿和中之功。葛根辛甘而凉，入脾胃经，升脾胃清阳之气而治下利；黄连、黄芩清热燥湿、厚肠止利；加炒白芍以柔肝止痛；木香既可以助枳壳行气，又可增强止痛作用，还可以助神曲健脾消食；乌贼骨制酸止痛；诃子涩肠止利。

[验案四]

李某，男，17 岁。2016 年 4 月 27 日初诊。

主诉：间断腹泻 3 月余，加重 2 天。

现病史：患者 3 个月前因考试紧张出现腹泻症状，每天 5～6 次，伴肠鸣，自觉腹痛及腹胀，无里急后重及黏液脓血便。此后每遇精神紧张腹泻症状均加重。患者自行服用健脾止泻颗粒，效果欠佳。2 天前患者自觉腹泻症状较前有所加重，日 6～7 次，伴少腹胀满疼痛，肠鸣，嗳气食少，故来诊。患者精神一般，纳差。腹部触诊：腹软，下腹部有轻压痛，无反跳痛及肌紧张。舌略红，苔薄黄，脉弦数。

诊断：泄泻（肝脾不调）。

治法：补脾泻肝，清热止泻。痛泻要方合葛根芩连汤加减。

处方：陈皮 10g　　炒白芍 18g　　焦白术 10g　　防风 10g

　　　焦神曲 10g　　黄连 3g　　　黄芩 10g　　　葛根 12g

　　　炙甘草 5g　　　木香 8g　　　诃子 10g

5 剂颗粒，每日 1 剂，开水冲服。

二诊（2016 年 5 月 2 日）：患者腹泻症状较前好转，次数减少，日 3～4 次，肠鸣及腹胀较前减轻，食欲好转。腹部触诊：腹软，下腹部偶感压痛，无反跳痛及肌紧张。舌淡苔薄黄，脉弦数。效不更方，仍以原方治疗。

三诊（2016年5月7日）：患者腹胀症状基本消失，腹泻日1～2次，次数较前明显减少。患者精神、食欲可。腹部触诊：腹软，下腹部压痛不显，无反跳痛及肌紧张。舌淡苔薄白，脉略弦。患者症状基本消失，仍以原方加减5剂巩固治疗。

按语：泄泻是指排便次数增多，粪便稀薄，甚至泻出如水样而言。泄泻的主要病变部位在脾胃与大小肠。其病因有感受外邪，饮食所伤，七情不和及脏腑虚弱等，但关键在于脾胃功能障碍。脾胃功能障碍是由多种原因引起的，有外邪影响，脾胃本身虚弱，肝脾不和及肾阳不足等，均可导致脾胃功能失常而发生泄泻。本例患者平素脾胃虚弱，水湿运化无权，复因情志影响，忧思恼怒，精神紧张，以致肝郁化热，横逆乘脾，与湿邪相合，而成泄泻。正如《景岳全书·泄泻》篇说："凡遇怒气便作泄泻者，必先以怒时夹食，致伤脾胃，故但有所犯，即随触而发，此肝脾二脏之病也。盖以肝木克土，脾气受伤而然"。故本案主要以痛泻要方疏肝健脾，葛根芩连汤升阳清热燥湿。患者一诊服药后诸症均较前好转，二、三诊继服原方以巩固疗效，1个月后电话随访诸症消失。

[验案五]

崔某，女，77岁。2016年3月29日初诊。

主诉：间断泄泻2年，加重3天。

现病史：患者2年前无明显诱因出现泄泻症状，每于天亮之前自觉肠鸣泄泻，偶感腹痛，自行口服药物后可逐渐缓解。2年来泄泻症状间断发作，均于天亮之前腹痛腹泻，未正规诊疗。3天前因食生冷后出现泄泻症状，日泻十余次，偶感腹痛，无里急后重感，不伴黏液脓血便，自行口服健脾止泻颗粒效果欠佳，故来诊。就诊时患者精神差，食欲欠佳，偶感心慌气短，泄泻每日十余次，腰膝酸软，肢寒怕冷。腹部触诊：腹软，脐周轻压痛，无反跳痛及肌紧张。舌淡苔白腻，脉沉细。

诊断：泄泻（脾胃虚寒，肾阳虚衰）。

治法：温肾健脾，温中止泻。理中汤合四神丸加减。

处方：炒白芍15g　　炒白术10g　　党参12g　　陈皮8g

　　　　诃子10g　　　黄连3g　　　　肉豆蔻10g　吴茱萸3g

　　　　五味子8g　　　乌贼骨15g　　赤石脂15g　焦神曲10g

焦山楂 10g　　干姜 6g　　　　炙甘草 6g

5 剂，颗粒剂，每日 1 剂，开水冲服。

二诊（2016 年 4 月 2 日）：腹泻次数较前减少，每日 6 次左右。食欲较前好转，精神一般，仍感腰膝酸软，肢寒怕冷。腹部触诊同前。舌淡苔白，脉沉细。效不更方，以原方加升麻、石榴皮、罂粟壳，以加强止泄之力。

处方：炒白芍 15g　　炒白术 10g　　党参 12g　　陈皮 8g

　　　诃子 10g　　　黄连 3g　　　肉豆蔻 10g　　吴茱萸 3g

　　　五味子 8g　　乌贼骨 15g　　赤石脂 15g　　焦神曲 10g

　　　焦山楂 10g　　干姜 6g　　　炙甘草 6g　　　升麻 6g

　　　罂粟壳 6g　　石榴皮 10g

5 剂，颗粒剂，每日 1 剂，开水冲服。

三诊（2016 年 4 月 7 日）：腹泻症状减轻，每日 3～4 次，腹痛症状基本消失。精神、食欲均较前明显好转，腰膝酸软及肢寒怕冷较前减轻。舌淡苔白，脉沉细。仍以上方 5 剂治疗。

四诊（2016 年 4 月 13 日）：患者服上方后腹痛腹泻症状基本消失，大便每日 2 次，质软，不成形，黎明腹泻未再发作。腰膝酸软及肢寒怕冷缓解。仍以原方减罂粟壳、石榴皮、赤石脂，7 剂巩固治疗。并嘱忌食寒凉。

按语：天亮前腹泻，即五更泻，又称鸡鸣泻。多由肾阳不足，命门火衰，阴寒内盛所致。本案患者年近八旬，肾阳衰惫，每于黎明之前阴寒内盛，阳气未复，胃关不固，故作腹痛泄泻。患者素体肾阳不足，此次复因进食寒凉，脾胃阳气受损，脾肾阳气俱虚，而有腹泻。腰膝酸软、肢寒怕冷、心慌气短等均为阳气亏虚之征。

故方选理中汤合四神丸加减治疗。理中汤温中祛寒，补气健脾；四神丸温肾健脾，固涩止泻。二方合用共奏温肾健脾，温中止泻之功。患者一诊服药后自觉腹泻次数较前减轻，症状较前好转；二诊于原方中加升麻、罂粟壳、石榴皮以加强升阳举陷、涩肠止泻之功；三、四诊患者诸症均较前好转，继服原方以巩固疗效。

五、呃逆

呃逆是以气逆上冲，喉间呃呃连声，声短而频，不能自制为主要表现的一种病证。古称"哕"，又称"哕逆"。常见于西医学的单纯性膈肌痉挛、胃肠神经官能症、食道癌、胃炎、胃扩张、脑血管病，以及胃、食管手术后或者其他原因引起的膈肌痉挛，出现呃逆的临床表现时，均可以本病治疗。

（一）病机概要

呃逆之证主要表现为气逆上冲，其病机主要是胃失和降，胃气上逆，动膈冲喉。邪之所凑，其气必虚，能导致胃失和降的病理因素主要包括虚、实两端，但究其根本，仍在于胃气虚弱。即胃气本虚，复因邪气内扰，胃气不降，反逆而上冲，而为呃逆。临床常见证型包括胃寒气逆、胃虚火逆、痰阻气逆。

（二）常见证型、辨证要点及常用处方

1. 胃寒气逆

辨证要点：①进食寒凉或者遇寒发作或加重，得温减轻；②舌淡苔白，脉象沉迟。

常用方剂：丁香柿蒂汤加减。

2. 胃虚火逆

辨证要点：①呃逆，伴虚烦少气、口干；②舌质嫩红，脉虚数。

常用方剂：橘皮竹茹汤加减。

3. 痰阻气逆

辨证要点：①呃逆，伴心下痞硬，或伴恶心呕吐；②苔白滑，脉弦滑无力。

常用方剂：旋覆代赭汤加减。

（三）验案举例

[验案一]

王某，男，60岁，新城镇人。2017年1月5日初诊。

患者脾胃素虚。1月2日中午进食寒凉后感胃脘痞闷不适，呃逆，口服热水后可略缓解，须臾复作，时作时止，经口服中西药治疗未见缓解，故来我处就诊。就诊时患者呃逆，呃声沉缓有力，得温略减，伴有胃脘部痞闷不适，食欲减退。舌质淡，苔白腻略厚，脉沉缓。辨证为痰湿中阻，胃寒气逆，治宜健脾化痰理气，和胃降逆止呃，方用丁香柿蒂汤加减。

处方：丁香 10g　　柿蒂 20g　　半夏 9g　　陈皮 10g

莱菔子 10g　　　竹茹 10g　　　　人参 10g　　　　生姜 10g

5 剂，每日一剂，水煎服。

二诊（2017 年 1 月 11 日）：服药五剂后来诊，呃逆减轻，但有时还发作，嘱前方继服 5 剂。

三诊（2017 年 1 月 16 日）：自诉呃逆止，诸症全消。

按语：呃逆病位在膈，病机责之于胃，乃胃气上逆动膈而成，证有寒热虚实，其治应临证而辨。《景岳全书·呃逆》说："凡杂证之呃，虽由气逆，然有兼寒者，有兼热者，有因食滞而气逆者，有因气滞而逆者，有因中气虚而逆者，有因阴气竭而逆者，但察其因而治其气，自无不愈。"

本案患者脾胃素虚，复因进食寒凉，而致脾胃升降失司，胃气上逆动膈，而成呃逆。观其兼症，胃脘部痞闷不适，苔白腻略厚，脉沉缓，均为痰湿中阻之证。故辨证为痰湿中阻，胃寒上逆，以丁香柿蒂汤加减。

方中丁香温中散寒，下气止呃，与柿蒂合用，加强降逆止呃之力。生姜温胃散寒，半夏、陈皮化痰，复以莱菔子理气化痰降逆，人参益气扶正，竹茹降逆。诸药合用，共奏温中散寒、化痰理气、降逆止呃之功。

[验案二]

王某，女，85 岁。2017 年 6 月 16 日初诊。

主诉：饭后呃逆 2 月余。

现病史：患者 2 月前饮食生冷后出现饭后呃逆，呃声连连，时有呕吐，呕吐物为胃内容物，伴胃脘胀满不适，不伴上腹痛及发热等症，时感反酸、烧心，患者为求诊治故来诊。精神一般，饮食、睡眠可，二便正常。舌淡红，苔腻略黄，脉沉滑。

诊断为呃逆（胃虚有热，痰阻气逆），治以降逆化痰，益气和胃，以旋覆代赭汤合橘皮竹茹汤加减。

处方：党参 12g　　　代赭石 15g　　　姜半夏 10g　　　黄连 3g
　　　吴茱萸 3g　　　竹茹 10g　　　　橘皮 10g　　　　丁香 5g
　　　炒枳壳 10g　　　炒白芍 15g　　　生姜 10g　　　　枇杷叶 10g
　　　石斛 10g　　　旋覆花 10g

5 剂颗粒，每日一剂，开水冲服。

二诊（2017 年 6 月 22 日）：呃逆较前明显减少，呕吐未再发作，烧心、反酸亦较前明显减轻。舌淡红，苔薄白腻，脉沉滑。效不更方，原方继服 5 剂。

三诊（2017 年 6 月 28 日）：呃逆症状消失，诸症均较前好转，精神好，食纳佳，睡眠可。舌淡苔白，脉沉滑。为巩固疗效，原方继服，3 剂。

按语：呃逆总的病因由胃气上逆动膈而成，而引起胃气上逆的病理因素则有寒气内蕴、燥热内盛、气郁痰阻及气血亏虚等方面。此外，肺气失于宣通，在发病过程中也起了一定的作用。

本例患者脾胃素虚，运化失司，痰浊内生，加之饮食生冷后致胃失和降，胃气上冲出现呃逆频作，甚则呕吐，胃脘胀满。脾胃升降失司，痰浊内阻日久而化热，故有苔腻略黄，脉滑。故以旋覆代赭汤合橘皮竹茹汤加减。方中旋覆花下气消痰、降逆止呕；代赭石质重而沉降，重镇降逆；半夏、生姜和胃降逆止呕；黄连、吴茱萸和胃降逆制酸；橘皮行气和胃以止呃；竹茹清热安胃以止呕；党参益气补虚；枇杷叶、丁香降逆止呃；枳壳行气除满；石斛滋阴益胃。诸药配合共奏降逆化痰，益气和胃之效。

[验案三]

郭某，男，52 岁，蒲掌乡人。2015 年 10 月 31 日初诊。

主诉：呃逆 3 天，伴烧心 1 天。

现病史：患者于 3 天前与妻发生口角，当晚约朋友在饭馆吃饭并喝了三瓶啤酒后，不久出现呃逆、烧心、反酸，并伴有胸膈及胃脘寒凉不适。得热则呃逆稍减，遇寒则甚。在门诊诊为"膈肌痉挛"，口服小药片（药名不详）稍有好转，但 3 ~ 4 个小时后又复发。刻诊：呃逆，烧心，反酸，舌淡苔白，脉沉缓。

中医诊断：呃逆（肺胃气逆，痰湿中阻）。西医诊断：膈肌痉挛。

治法：降逆止呃，温中散寒。旋覆代赭汤合左金丸加减。

处方：旋覆花^(包煎)10g　代赭石^(先煎)20g　党参 12g　姜半夏 12g

生姜 6g　　　丁香 5g　　　炙甘草 5g　　竹茹 10g

陈皮 10g　　枇杷叶 10g　　茯苓 12g　　黄连 3g

吴茱萸 5g

5 剂颗粒，每日一剂，开水冲服。

二诊（2015 年 11 月 5 日）：患者诉呃逆明显减轻，唯有烧心、胃酸不减。

上方去枇杷叶，加瓦楞子^(打碎)20g、黄芩 10g。7 剂颗粒，开水冲服。

按语：《景岳全书·呃逆》认为"虽其中寒热虚实有亦不同，然致呃之由，总由气逆，气逆于下，则直冲于上，无气则无呃，无阳亦无呃，此病呃之源，所以必由气也"。胃以降为和，胃气不降反逆上冲于膈，而为呃逆，其病位在膈，病腑在胃。

胃以降、润、暖、舒、健为和。患者在深秋时节，进食生冷，加之与妻发生口角后肝气郁结，失于疏泄，致胃气失和，气逆上冲动膈而发。故以旋覆代赭汤合左金丸以温中散寒、降逆止呃。

反思，在临证之中温中散寒妙方众多，为什么不用"理中汤"或"黄芪建中汤"呢？因黄芪建中汤在临床上主要用于脾胃虚寒之证型，而此患者乃胃内受实寒所致故不可用。理中汤在临床上用于胃受寒邪所发的呕吐、泄利之病症，此患者用理中汤加降逆止呃之品肯定有效，但此方君在温中散寒，臣在降逆止呃。曹老师用旋覆代赭汤君在降逆止呃，臣在温中散寒。曹老师选方贵在先治其标而后治其本，使呃逆先治而后温中散寒，此乃标本同治。而选用理中汤则是先治其本而后治其标，同样也是标本兼治，但效果肯定迟缓于前者。此乃曹老师用方独特之处也。

[验案四]

靳某，男，51 岁。新城镇人。2016 年 9 月 1 日初诊。

主诉：呃逆 5 天。

现病史：患者患脾胃病多年，身体消瘦，怕食生冷和生硬食物。前几天出门打工在工地食用凉大米饭、喝矿泉水，又吃了雪糕后，不久出现呃逆、上腹部饱胀、不思饮食，时有恶心。曾自行购买助消化药口服不见好转，回来后即诊。刻诊：呃逆低沉、呃声不断、不时嗳气反胃。舌体虚胖，舌质嫩红，舌苔白腻，脉沉紧。

诊断：呃逆（寒热错杂，胃虚气逆）。治以益气清热，温中降逆，以橘皮竹茹汤合丁香柿蒂汤加减。

处方：姜半夏 12g　　党参 12g　　陈皮 10g　　茯苓 10g
　　　吴茱萸 5g　　枇杷叶 10g　　生姜 10g　　黄连 3g
　　　代赭石 20g　　枳实 10g　　丁香 6g　　竹茹 10g

柿蒂 10g

　　　　　　　　　　　　　　　　　3 剂颗粒，每日 1 剂，开水冲服。

　　二诊（2016 年 9 月 21 日）：患者主诉上方 3 剂服后呃逆基本停止。就在二诊前一天喝了杯凉茶后又开始呃逆，自觉舌苔厚腻，吃饭无味，胸胁胀满而再诊。原方加炒白芍 15g、炒苍术 8g。

处方：姜半夏 12g	党参 12g	陈皮 10g	茯苓 10g
吴茱萸 5g	枇杷叶 10g	生姜 10g	黄连 3g
代赭石 20g	枳实 10g	丁香 6g	竹茹 10g
柿蒂 10g	炒白芍 15g	炒苍术 8g	

　　　　　　　　　　　　　　　　　5 剂颗粒，每日一剂，开水冲服。

　　按语：此案属于寒热夹杂之证。患者素体脾胃虚弱，消化功能减弱，升降失司，中焦气滞，郁而化热，复因此次食用凉大米，又食大寒之物雪糕致使胃受大寒，脾胃的功能进一步消减，使胃气不降反而上逆冲膈而发呃逆。曹老师选方严谨，用橘皮竹茹汤加黄连治本之胃虚偏热之呃逆，又选丁香柿蒂汤加吴茱萸治标之胃感实寒之呃逆。二方合用标本兼治，热者清之，寒者温之，胃气得舒而呃逆止。实乃"法贵乎活、方贵乎纯、治贵乎巧、效贵乎捷"之大医也。

六、呕吐

　　呕吐是指胃内容物经食道、口腔吐出为主要表现的一种病证。前人以有物有声谓之呕，有物无声谓之吐，无物有声谓之干呕。但临床中呕与吐常同时发生，很难截然分开，故并称呕吐。

　　现代医学中的急慢性胃炎、贲门痉挛、幽门梗阻、肠梗阻、胆囊炎、胰腺炎、心因性呕吐等疾病，出现呕吐的临床表现时，均可以呕吐论治。

（一）病机概要

　　呕吐一证，病位在胃，总结病由，皆由胃失和降所致。但胃气的和降不仅由胃本身的不足或者病变导致，与其他脏腑也关系密切，如肝胆、脾、三焦等。

　　胃腑本身的病变包括胃气不足，胃失和降，以及病理因素阻滞胃腑导致的胃失和降。胃气不足包括脾胃气虚、脾胃阳虚和胃阴不足，邪滞胃脘包括寒邪客胃、食滞胃脘、痰饮内阻，其他脏腑所致者主要为肝气犯胃。其中，临床常见证型包括脾胃虚寒、胃虚夹热。

（二）常见证型、辨证要点及常用方剂

1. 脾胃虚寒

辨证要点：①呕吐，伴食少纳呆，腹泻便溏；②恶食凉食，遇寒加重，得温症减；③或见朝食暮吐，暮食朝吐；④舌淡胖，脉虚弱无力。

常用方剂：干姜人参半夏汤加减。

2. 胃虚夹热

辨证要点：①食入即吐，或者食入片刻即吐；②食欲差，伴有口干、呃逆、吞酸等症状；③舌质嫩红，苔薄白或者薄黄。

常用方剂：橘皮竹茹汤加减。

（三）验案例举

[验案一]

张某，女，60岁。2015年3月14日初诊。

主诉：恶心、呕吐月余。

患者于一月余前因"心功能衰竭；心肌梗死致室间隔穿孔"到某医院欲行手术治疗。但因恶心、呕吐不止，无法手术，故返乡保守治疗。一月余来，患者食入即恶心、呕吐，水米不进，依靠静脉通路维持生命所需。就诊时患者厚衣棉被，动则胸闷、气喘，不能下车。刻诊：身体瘦弱，精神困倦，面色㿠白，畏寒怕冷，肢冷如冰，口燥咽干，双下肢水肿明显。小便频数，夜间明显，大便一日2次，成形。右脉沉弱无力，关尺尤甚。舌淡苔白润滑，舌下无瘀络。病在少阴，先以温阳化气、暖脾止呕以治其标。方以真武汤合干姜人参半夏汤加减。

处方：制附子12g　茯苓24g　炒白术15g　炒白芍15g
　　　半夏9g　　干姜9g　　党参9g　　生姜5片

3剂，每日一剂，水煎，少量频服。

服药中，呕吐逐渐减轻。3剂服完，呕吐症状未再发，食欲增加，食后无反胃、恶心，水肿略减轻，仍口干口渴，不欲饮。原方加猪苓12g、泽泻15g、桂枝9g，巩固治疗。

三月后其家属到门诊诉服药后再无恶心、呕吐，精神逐渐好转，已行室间隔修补术。

按语：患者首诊时一派虚寒征象，如精神困倦，面色㿠白，畏寒怕冷，肢冷如冰，且脉象沉弱无力，皆为阳虚失于温养之象。脾阳亏虚，中焦失运，故有恶心，食入即吐；胸阳不振，不能贯心脉行气血，故有动则胸闷、气短；下焦阳虚，不能化水，故有水肿。

此证虽为上中下三焦之阳俱虚，但脾胃为后天之本，气血化生之源，现患者以恶心、呕吐为主，故宜先救脾肾阳气，下助气化，中助运化。

《伤寒论》第316条："少阴病，二三日不已，至四五日，腹痛，小便不利，四肢沉重疼痛，自下利者，此为有水气。其人或咳，或小便利，或下利，或呕者，真武汤主之。"真武汤为治疗脾肾阳虚，水气内停的基础方，罗美《古今名医方论》卷3录赵羽皇："真武一方，为北方行水而设。用三白者，以其燥能治水，淡能伐肾邪而利水，酸能泄肝木以疏水故也。附子辛温大热，必用为佐者何居？盖水之所制者脾，水之所行者肾也，肾为胃关，聚水而从其类。倘肾中无阳，则脾之枢机虽运，而肾之关门不开，水虽欲行，孰为之主？故脾家得附子，则火能生土，而水有所归矣；肾中得附子，则坎阳鼓动，而水有所摄矣。更得芍药之酸，以收肝而敛阴气，阴平阳秘矣。若生姜者，并用以散四肢之水而和胃也。"

干姜半夏人参丸出自《金匮要略·妇人妊娠病脉证并治》第六条："妊娠呕吐不止，干姜半夏人参丸主之。"条文虽用于妊娠呕吐，但实践于临床，只要是中焦虚寒之呕吐，用之皆有良效。

[验案二]

陈某，男，11岁，刘张村人。2017年1月7日初诊。

主诉：干呕1周。

患儿于一周前因进食过多，致呕吐一次，呕出物为胃内容物，而后出现干呕，无呕出物，伴呃逆、吞酸。家长予口服保和颗粒等药物无效，故来就诊。就诊时患者干呕，闻饮食味则发，伴有呃逆、吞酸、口干，食欲差，大便量少，质偏干，小便略黄。舌淡红，苔黄，脉滑数。

诊断：呕吐（胃虚夹热）。治以降逆止呕，和胃清热，以橘皮竹茹汤加减。

处方：橘皮8g　　　竹茹8g　　　枇杷叶6g　　　党参8g
　　　姜半夏8g　　　茯苓10g　　　吴茱萸3g　　　生姜6g

黄连 3g　　　　丁香 3g　　　　炙甘草 3g

5 剂颗粒，每日一剂，开水冲服。

二诊（2017 年 1 月 13 日）：患者呃逆症状消失，干呕、吞酸症状较前减轻，进食后偶有发作。自诉食欲较前明显好转，口不苦不干，大小便正常。舌淡红，苔略黄，脉略滑。诸症减轻，效不更方，以原方 5 剂继服，药尽而愈。

按语：干呕之证，有寒热虚实之分。本案患者因进食过多，致饮食积滞，脾胃损伤，升降失司，故有恶心、干呕。中焦气机不利，饮食积滞，郁而化热，故有口干、便干、溲黄、苔黄及脉滑数等胃热征象。辨证属胃虚有热，气逆不降。胃虚宜补，热则宜清，气逆宜降，故立清补降逆之法，以橘皮竹茹汤加减。方中橘皮行气和胃以止呕，竹茹清热安胃以止吐；党参、茯苓补气扶正，与橘皮合用，行中有补；半夏、生姜和胃止呕，与竹茹合用，清中有温；枇杷叶和胃降逆，黄连、吴茱萸辛开苦降以制酸止呕，丁香降逆止呃，甘草调和药性。诸药合用，补胃虚、清胃热、降胃逆，且补而不滞，清而不寒，对于胃虚有热之呃逆、干呕最为适合。

七、噎膈

噎膈是指以吞咽食物哽噎不顺，重则食物不能进入胃腑，食入即吐为主要临床表现的一种病证。其中，噎是指吞咽时哽噎不顺；膈是指饮食格拒，不能下咽。通常二者同时出现，故并称噎膈。

西医学中的食管癌、贲门癌以及贲门痉挛、贲门弛缓、食管憩室、反流性食管炎、弥漫性食管痉挛等疾病，出现噎膈的临床表现时，均可以噎膈论治。

（一）病机概要

噎膈病因病机复杂，但主要是七情内伤，饮食不节，日久则气郁生痰，气滞血阻，滞于食管而出现噎膈；或者年老体弱、阴津亏虚、气血枯燥致食管失于濡养、干涩难下而见噎膈。二者之间往往互相影响，互为因果。

临床常见证型包括痰阻气逆，脾胃气虚，肝郁气结。

（二）辨证要点及常用方剂

1. 痰阻气逆

辨证要点：①进食时如有物梗阻，无口舌干燥；②伴有恶心、嗳气等胃气上逆症状；③舌苔厚腻，脉滑。

常用处方：旋覆代赭汤加减。

2. 脾胃气虚

辨证要点：①进食哽噎，伴有胃脘胀满，食少纳呆；②神疲乏力，倦怠懒言；③舌质淡或胖，苔薄白，脉弱。

常用处方：香砂六君丸加减。

3. 肝郁气结

辨证要点：①症状轻重与情志关系密切；②伴有胸胁胀满，或者气逆吞酸；③脉弦或者弦细。

常用处方：四逆散加减。

（三）验案举例

[验案一]

袁某，男，55岁。2015年11月16日初诊。

主诉：进食梗阻感1月余。

患者于月余前中午食米饭时自觉咽东西时有梗阻感，饮用汤水无明显感觉，未在意。自后只要食用硬东西时都有明显感觉，而自觉有加重现象，还不时出现呃逆症状。直到半月前饮汤水也有不适感时才就诊。在某医院行"胃镜"探检，发现食管中下段癌变可能，随机取"活检"确诊食管中下2/3处晚期食管癌。后到省市大医院诊治，不能行手术治疗，应采取保守治疗，故而来诊。

刻诊：患者体瘦身弱，面色暗淡，呃逆不止，嗳气反酸，不食则安，食入即吐，大便干结，数日不行，舌质淡，苔薄白，脉弦紧。

中医诊断：噎嗝（胃失和降）；西医诊断：食管癌。

治法：和胃降逆，破结行瘀。

处方：党参15g　　姜半夏10g　　代赭石18g　　旋覆花^(包煎)12g

　　　三棱10g　　莪术10g　　黄连3g　　　吴茱萸3g

　　　丁香5g　　　急性子6g　　大黄^(后下)10g　煅瓦楞20g

　　　炙甘草5g　　生姜10g　　大枣10g

5剂，每日一剂，水煎服。

二诊（2015年11月21日）：上述症状有所改善，胁脘胀痛明显，上方加炒白芍 20g，炒枳壳 10g，厚朴 12g。5 剂，每日一剂，水煎 400 毫升，分早晚两次温服。

三诊（2015 年 11 月 26 日）：除上腹部胀满明显外，余症明显减轻。上方去大枣，加鸡内金 8g，厚朴加至 15g 继服。

按语：噎膈乃一个病名，两个症候。"噎"即哽塞不顺，为噎膈之轻症。"膈"即膈塞不通，为重症。《素问·通评虚实论》说本病病位在胃；《灵枢·四时气》亦云本病病邪居于胃脘；《临证指南》提出，噎膈为"脘管窄隘"；《太平圣惠方·第五十卷》认为，噎膈病邪为"膈气也"。现在认为，噎膈的病位在食管，属胃气所主。"胃为仓廪之官，五味出焉"，胃气以降为和。此患者乃《太平圣惠方》所提膈气犯胃，扰乱胃气，气机上逆至食管则出现梗阻不顺；上冲犯膈则出现呃逆；胃内残食不运，久而腐化则出现嗳气反酸。故应和胃降逆、调畅气机。曹老师选用旋覆代赭汤加吴茱萸、丁香以降逆、温胃、理气，治其本；加三棱、莪术、急性子行气、破结、散瘀，治其标。二、三诊加鸡内金、厚朴、枳壳，消食、行气、导滞；稍加大黄，软坚通便。诸药合用，标本同治使胃气和、气机调、大便通、瘀结散，食道梗阻感自消。

本病应与梅核气相鉴别。梅核气好发年轻女性，自觉咽中有异物感，病位在咽喉，多由情志不舒而发。此病进食顺利而无梗阻、憋塞感，体重无明显变化。噎膈的病位在食管，好发于老年男性，症状常出现在进食过程中并呈进行性加重，最后则饮食不下或食入即吐，体重呈明显减轻，体质较差。此外，还应该与反胃相鉴别。

[验案二]

鲁某，男，74 岁。2017 年 5 月 16 日初诊。

主诉：不思饮食十余天。

患者诉三年前因患贲门癌行食管下 1/3 和胃上大部切除术。术后三年来情况尚可，每日五餐，每次吃一小碗。十天前因家庭琐事有点生气，后出现上腹部饱胀连及两胁，不思饮食，口淡乏味，无食不感饥，倦怠乏力，还不时烧心反酸而来诊。刻诊：面色少华，身体瘦弱，舌体虚胖，舌质淡，苔薄白，脉濡弱。

辨病为噎膈（脾胃虚弱，肝气郁滞），治以健脾和胃，疏肝理气，以香砂六君汤合四逆散加减：

处方：党参 15g　　炒白术 12g　　云苓 10g　　炙甘草 5g

　　　陈皮 8g　　　姜半夏 10g　　木香 8g　　　砂仁 6g

　　　柴胡 10g　　炒白芍 15g　　炒枳壳 10g　煅瓦楞 20g

　　　重楼 10g　　丹参 15g　　　莪术 10g　　白花蛇舌草 20g

　　　　　　　　　　　　　　　　　7 剂，每日一剂，水煎服。

二诊（2017 年 5 月 23 日）：诸症状均有减轻，上方继服 7 剂。

三诊（2017 年 6 月 10 日）：除烧心、反酸外，余症皆明显减轻。上方加吴茱萸 3g、黄连 3g、丁香 3g，继用 7 剂。

按语：此患者行食管和胃切除术，本动气伤血，再加上思想压力大，每天胡思乱想致脾胃虚弱。此次又因家庭琐事生气使肝气郁滞，横逆伤及脾胃故出现上腹部饱胀连及两胁，烧心反酸，证属肝胃不和。不思饮食，口淡乏味，无食不觉饥，倦怠乏力，面色无华，身体消瘦均属脾气虚弱、脾胃不和之表现。曹老师用香砂六君汤健脾益气、理气和中、和胃降逆治其本虚，用四逆散疏肝、行气、导滞治其表实。标本同治使其补气健脾而不畏气郁滞；疏肝理气而不畏伤正气。兼加重楼、白花蛇舌草、莪术而不忘祛病邪。曹老师诊治思路周全、选方用药缜密也。

[验案三]

李某，男，49 岁，古城人。2017 年 7 月 5 日初诊。

主诉：上腹部痞满，伴烧心、反酸半月余。

患者诉 5 年前患贲门癌行食管－胃吻合术。近半年来不时有上腹部满闷，尤其是用寒凉食物或生气后嗳气、反酸、烧心更加明显。半月来症状加重，到公司医院检查提示：贲门癌术后吻合口糜烂；反流性食管炎。口服西药泮托拉唑胶囊和枸橼酸铋钾片，用药后症状减轻，几小时后又加重，故而来诊。刻诊：患者精神稍差，身体消瘦，嗳气频作，腹无胀大，按之柔软、压之不痛，脘膈灼热，饮冷或遇冷更为明显，大便溏稀，头昏睑疲，烦躁，口苦，舌质红，舌苔黄腻，脉弦紧。

辨病为噎膈、痞满（肝脾不和，升降失司），治以疏肝理气，和胃制酸，以半夏泻心汤合四逆散加味。

处方：姜半夏 10g　　黄芩 10g　　　黄连 3g　　　干姜 3g

党参 15g　　　柴胡 12g　　　炒白芍 15g　　炒枳壳 10g

炙甘草 5g　　　煅瓦楞 20g　　白及 8g　　　浙贝母 8g

乌贼骨 15g　　莪术 10g　　　佛手 10g

7 剂，每日一剂，水煎服。

二诊（2017 年 7 月 15 日）：痞满症状有所改善，上腹部寒冷、反酸、烧心仍较为明显，并出现口苦、胁痛、嘈杂、大便溏稀，上方加白术 10g、吴茱萸 3g。继服 7 剂，用法同上。

三诊（2017 年 7 月 25 日）：诸症状明显减轻，上方加黄芪 20g，继续服用 7 剂，用法同上。

按语：患者食用生冷食物后出现痞满饱胀、嗳气吞酸，是寒邪扰乱脾胃，致使脾胃之气升降失常，用半夏泻心汤治之。方中用半夏、干姜辛温，辛开散痞；用黄芩、黄连苦寒，降逆泄热，为方中主药。配合党参、炙甘草补脾和中。此方辛开、苦降、甘调，寒温并用，补泻兼施，使阴阳升降恢复正常，上下交通。又配四逆散，透解余热，疏肝理气，肝气调达，脾胃之气自通，诸证自消。二诊加吴茱萸，和原方黄连合为左金丸，清泻肝火。二药合用，黄连苦寒，泻其心热，取"实则泻其子"之意；吴茱萸疏肝解郁，降逆止呕，又可防黄连苦寒伤胃。二药合用，辛开苦降、寒热相伍。既可泻火疏肝，又可和胃降逆，助主药一臂之力。

八、嘈杂

嘈杂是指胃中空虚，似饥非饥，似辣非辣，似痛非痛，莫可名状，时作时止的病证。常和胃痛、吞酸等病同时并见，亦可单独出现。可出现在西医学多种疾病之中，如胃及十二指肠溃疡、慢性胃炎和消化不良等以嘈杂为主要临床表现者，都可参照本病治疗。

（一）病机概要

嘈杂一证，病虽在胃，但与肝关系密切。其病因在于肝胃不和，即肝失疏泄，不能助脾胃运化而成。根据病患体质的不同，可归纳为脾胃虚弱（寒）、胃阴不足、肝胃不和。

（二）辨证要点及常用方剂

1. 脾胃虚弱（寒）

辨证要点：①脾胃素虚；②进食过多、遇寒或者进食寒凉时加重；③脉虚弱无力。

常用方剂：左金丸合六君丸或者理中丸加减。

2. 胃阴不足

辨证要点：①胃脘嘈杂不适，胃痛隐隐；②口燥咽干，大便干结；③舌质红，少苔。

常用处方：沙参麦冬汤合四逆散加减。

3. 肝胃不和

辨证要点：①胃脘嘈杂胀满，连及胸胁；②与情绪波动关系密切；③脉弦。

常用处方：柴胡疏肝散合乌贝散加减。

（三）验案举例

 [验案一]

凌某，女，61 岁，新城人。2017 年 4 月 6 日初诊。

主诉：平素情志抑郁，少言寡语。自述嘈杂反酸月余，伴有嗳气恶心，口苦吞酸，胸胁胀满，纳呆食少，烦躁易怒，苔黄、脉弦。

诊断为嘈杂（脾虚肝郁），治以疏肝和胃，方用六君子合四逆散合左金丸加减。

处方：党参 15g　　焦白术 15g　　茯苓 12g　　陈皮 8g
　　　旱半夏 10g　　炙甘草 6g　　柴胡 12g　　枳壳 10g
　　　炒白芍 15g　　黄连 3g　　　吴茱萸 3g　　浙贝 10g
　　　乌贼骨 15g

5 剂，每日 1 剂，水煎服。

二诊（2017 年 4 月 11 日）：诸症稍减轻，加竹茹 10g，5 剂，每日 1 剂，水煎服。

三诊（2017 年 4 月 18 日）：嗳气恶心减轻，胸胁尤胀满，枳壳加至 15g，5 剂，每日 1 剂，水煎服。

四诊（2017 年 4 月 22 日）：胸胀满减轻，口苦泛酸仍较明显，去乌贼骨，加牡蛎 24g，5 剂，每日 1 剂，水煎服。

按语：患者年老体弱，脾胃素虚，加之平素性格内向，抑郁寡欢，致肝郁不达，疏泄失常，郁而化火。土虚木旺，脾胃升降失司，故有嘈杂反酸、嗳气恶心、口苦及胸胁胀满、纳呆食少、烦躁易怒、苔黄、脉弦等症。

曹师方用六君子健脾益气，四逆散疏肝理气，左金丸清泄肝火，降逆制酸，并配乌贝散加强制酸作用，从而快速有效地切中病机，取得疗效。

[验案二]

王某，男，64 岁，古城人。2017 年 6 月 1 日初诊。

主诉：2017 年 2 月体检时发现胆囊炎，于腹腔镜下做胆囊切除术。后出现胃脘嘈杂，饭后尤为明显，时有腹胀。数月以来，患者症状逐渐加重，未行规律治疗。现患者诉胃脘胀满灼痛，嗳气泛酸，呕恶纳呆，口苦口干，不欲多饮，尿黄，舌红，苔黄腻，脉弦滑数。此属术后肝气疏泄不利，郁而化热，横犯脾胃，加之脾胃失健，湿邪内生所致。

诊断为嘈杂（脾虚湿困，肝胃不和），治以疏肝和胃，燥脾祛湿，以柴平汤合左金丸加减。

处方：

党参 12g	炒苍术 10g	黄芩 10g	姜半夏 10g
煅瓦楞子 20g	川朴 12g	黄连 3g	吴茱萸 3g
乌贼骨 15g	柴胡 10g	炒白芍 15g	砂仁 6g
炒枳实 8g	木香 6g	炙甘草 5g	陈皮 8g

7 剂颗粒，每日一剂，水冲服。

二诊（2017 年 6 月 8 日）：来诊自诉诸症好转，上方继服 7 剂，诸症若失。

按语：嘈杂，是指胃中空虚，似饥非饥、似痛非痛、懊恼不宁的一种病证。临床多与胃痛、吐酸、嗳气等病症兼见，亦可单独出现。嘈杂一证，认为痰湿、气郁、食积、热郁为致病之因。曹师认为，嘈杂的病因病机是比较复杂的，此证病位虽在胃，但每与脾、肝、胆关系密切，凡因饮食不节，日积月累，损伤中焦，脾胃纳运失常，或平素性格内向，抑郁寡欢，致肝郁不达，疏泄失常，横逆犯胃，肝胃不和，均可导致本症。本案患者胆囊切除术后，正气受损，脾胃运化失司，湿浊内生，且肝失疏泄，气郁日久而化热。方用小柴胡汤疏肝利胆和胃，平胃散健脾燥湿和胃，左金丸清肝泻火制酸。并以煅瓦楞子、乌贼骨增强和胃制酸之功。诸药合用，共奏清肝泻热，健脾祛湿，理气和胃之功效。

[验案三]

李某，女，56岁。2017年3月7日初诊。

主因"间断胃中嘈杂3月余"来诊。就诊时患者自觉胃中嘈杂，伴口干，心悸，睡眠差，每晚可睡4个小时左右，偶感胃中灼痛、反酸，二便尚可。舌红无苔，脉弦细。处以沙参麦冬汤合四逆散加减治疗。

处方：沙参12g　　麦冬18g　　　石斛12g　　　丹参20g
　　　炒白芍20g　 炒枳实10g　　柴胡12g　　　乌贼骨15g
　　　浙贝10g　　 煅瓦楞子20g　柏子仁20g　　炙甘草6g
　　　夜交藤15g　 黄柏10g

7剂，每日1剂，水煎服。

二诊（2017年03月15日）：服药后患者自觉胃中嘈杂较前明显好转，反酸较前减轻，仍自觉口干，心悸及睡眠较前好转，可睡4～5个小时，二便尚可。舌红苔少，脉弦细。于原方中加天花粉15g、葛根15g、生地黄20g以增强养阴生津止渴之功。7剂，每日1剂，水煎服。

三诊（2017年03月23日）：患者自觉诸症均较前减轻，胃中嘈杂、反酸症状基本消失，仍感口干，心悸较前明显好转，睡眠尚可，可一觉睡至天亮，二便尚可。舌红，苔薄白，脉弦细。处方于二诊方中减夜交藤，加天冬12g以增强养阴生津之效。10剂，每日1剂，水煎服。

一个月后随访，患者口干基本消失，嘱其合理膳食，忌食生冷。

按语：胃为水谷之海，仓廪之官，凡饮食不节，饥饱失常，或冷热不适等，皆能直接影响胃之功能而发生疾病。胃为燥土，其性喜润恶燥，因而醇酒辛辣，肥甘厚味之品饮入过多，均能生热化燥伤胃。本案患者系长期忧思恼怒，致肝疏泄失常，肝失条达，横逆犯胃，致肝胃不和，气失顺降而致嘈杂，病位在胃，与肝脾有关。处方沙参麦冬汤合四逆散加减治疗，沙参麦冬汤滋阴润燥，四逆散调和肝脾，两方合用共奏养阴生津、疏肝调脾之效。方中沙参、麦冬、石斛滋阴清热；乌贼骨、煅瓦楞、浙贝、丹参制酸止痛；柴胡、炒白芍、炒枳实疏肝理气调脾；柏子仁、夜交藤养心定悸助眠；黄柏清热滋阴；炙甘草调和诸药。

诸药合用使肝气条达，肝胃和而病愈。

[验案四]

刘某，女，53岁，新城人。2016年4月4日初诊。

主诉：间断烧心、嘈杂2月，加重1周。

病史：患者平素脾气暴躁，胸闷，善太息，情志抑郁。发则伴嗳气、烧心、反酸，似饥非饥，脘腹胀满，病情随情绪缓解而好转。口服奥美拉唑，注意饮食，控制情绪亦可好转。一周前与人发生口角后，再次出现烧心、反酸，脘腹胀满加重，舌淡，苔白，脉弦。

诊断为嘈杂（肝胃不和），以柴胡疏肝散合乌贝散合左金丸加减。

处方：柴胡12g　　炒白芍18g　　川芎10g　　炒枳壳12g
　　　　陈皮10g　　香附10g　　　炙甘草5g　　煅瓦楞子20g
　　　　乌贼骨15g　浙贝10g　　　佛手10g　　黄连5g
　　　　吴茱萸3g

5剂，每日1剂，水煎服。

二诊（2016年4月13日）：烧心、反酸减轻，仍觉脘腹胀满，加炒苍术10g、川朴15g、旱半夏10g、黄芩10g，炒白芍加至20g，以加强行气除胀、柔肝之功。7剂，每日1剂，水煎服。

三诊（2016年4月23日）：诸症均好转，上方继服5剂，每日1剂，水煎服。

按语：《医学正传》言："夫嘈杂之为证也，似饥不饥，似痛不痛，而有懊恼不自宁之状者是也。其证或兼嗳气，或兼痞满，或兼恶心，渐至胃脘作痛。"《张氏医通·嘈杂》曰："嘈杂与吞酸一类，皆由肝气不舒……中脘有饮则嘈，有宿食则酸。"此患者就属忧郁恼怒，使肝失条达，横逆犯胃，致肝胃不和，气失顺降而致嘈杂。故选柴胡疏肝散加佛手以疏肝理气；乌贝散加煅瓦楞子以制酸；左金丸以清肝和胃。

九、脱肛

脱肛是指以大便后或劳累、下蹲时致大肠末端向下移位而脱出于肛门之外，甚至不能自行回复为主要临床表现的一种病证。多见于老人、小儿及久病体弱的患者，各种年龄均可发病。西医学的直肠脱垂、直肠黏膜脱垂等疾病，出现脱肛的临床表现时，可参考进行辨证论治。

（一）病机概要

脱肛是因肺脾肾气虚，中气下陷，固摄失司所致。但在临床中，中气下陷往往不是单独存在，而是由其他病因长期不能得到纠正所致（比如肝脾失调，致脾胃升降失司），或者有其他伴随证型（比如升降失司，湿热内蕴，伤及血络）。故其病由在于清阳不升，其伴随证型有肝脾不和、湿热内蕴等。

（二）常见证型辨证要点及常用方剂

中气下陷

辨证要点：①脱肛常于劳累后发生；②伴有神疲乏力、倦怠懒言；③舌淡，苔薄白，脉细弱无力。

常用处方：补中益气汤或升陷汤加减。

如伴有肝脾不和，与四逆散合用；如伴有湿热内蕴，伤及血络，与槐花散合用；如伴有固摄失司及大便溏泄，与四神丸合用。

（三）验案举例

[验案一]

霍某，女，63岁。初诊日期：2015年12月15日。

主诉：胸脘胀闷不适1个月，脱肛1周。

现病史：患者脾胃素虚。1个月前因忧思过度致胸脘胀闷不舒，餐后明显，嗳气稍舒，进食寒凉后尤著，食欲差，大便不畅。曾自服西药多潘立酮治疗，效果不明显，症状持续存在。近1周来大便后出现脱肛，里急后重，偶有点滴出血，为求治疗来诊。就诊时患者倦怠乏力，少气懒言，胸脘满闷，口中黏腻，食欲差，不喜冷食，嗳气，脱肛，伴里急后重感，偶有点滴出血。舌淡红，苔腻略黄，脉弦细。胃镜显示：浅表性胃炎。

诊断：痞满；脱肛；肠风出血。辨证为肝脾不和，寒热错杂，中焦壅塞。治以寒热平调，调和肝脾，消痞止血。

处方：半夏泻心汤合四逆散加减。

党参 12g	白芍 20g	炒白术 10g	姜半夏 10g
黄芩 10g	黄连 3g	干姜 5g	炙甘草 5g

枳壳 10g	厚朴 10g	木香 8g	柴胡 10g
地榆炭 15g	陈皮 8g	槟榔 10g	

7 剂颗粒，每日 1 剂，开水冲服。

二诊（2015 年 12 月 21 日）：倦怠乏力，少气懒言仍然存在，胸脘满闷、口中黏腻及大便不畅感均明显减轻，食欲好转，嗳气症状消失。大便后仍有脱肛、出血，血色淡，量少。舌淡红，苔薄白，脉细弱。予健脾和胃，补中益气，祛风止血治疗，以补中益气汤合槐花散加减。

处方：
黄芪 20g	当归 10g	白芍 15g	白术 10g
炒枳壳 20g	柴胡 10g	升麻 6g	地榆炭 12g
防风 8g	黄芩 10g	炙甘草 5g	党参 10g
姜半夏 10g	陈皮 8g	槐花 15g	

7 剂颗粒，每日 1 剂，开水冲服。

三诊（2016 年 1 月 2 日）：患者精神、食欲可，大便正常，质软成形。自觉胸脘胀闷已基本消失，脱肛和大便出血亦明显好转，上方继续口服 7 剂。后电话回访患者，患者诉病情已痊愈。

按语：患者平素脾胃虚寒，复因情志刺激，致肝气郁结，气机不畅，郁而化热，故有肝脾不和、寒热错杂、中焦壅塞之证，如胸脘满闷、嗳气、大便不畅等。故以半夏泻心汤合四逆散加减，共奏和肝脾、调寒热、消痞满、畅大便之功。

二诊时患者胸脘痞闷、嗳气、大便不畅等症状虽已明显好转，但脱肛、便血症状依然存在。究其病因，在于病程日久，清阳之气当升不升，故有脱肛；气机郁滞，久而化热，伤及血络，故有出血。故用补中益气汤合槐花散加减，方中黄芪补中益气，升阳固表，党参、白术、炙甘草补气健脾以增黄芪补中益气之功，当归养血和营，使血有所归；陈皮理气和胃，使补而不滞；以升麻、柴胡升阳举陷助黄芪升提下陷之中气；半夏散结除痞，槐花善清大肠湿热，凉血止血，地榆炭凉血止血，枳壳行气宽肠，防风祛风。全方共奏补中益气、祛风清肠止血之功。

[验案二] ▶▶▶

陈某，男，70 岁，新城镇人。2017 年 2 月 17 日初诊。

主诉：脱肛一月余，进行性加重，伴胃脘胀闷、反酸一周。

患者于一月余前因重体力劳动后出现脱肛，可自行回纳，未加注意。一月来症状逐渐加重，常在排便后出现，需用手辅助才可回纳。一周以前患者生气后出现胃脘部胀满不适、连及胸胁，伴烧心反酸，自行口服药物治疗，效不显，故来诊。刻诊：患者精神欠佳，困倦乏力，食欲差，大便正常。舌淡红，苔薄白，脉弦而无力。

诊断：脱肛（肝脾不和，气虚下陷）。治以补中益气，疏肝理脾，以补中益气汤合四逆散加减。

处方：黄芪 24g　　炒白术 15g　　陈皮 10g　　当归 15g
　　　炒白芍 15g　　柴胡 12g　　炒枳壳 20g　　升麻 6g
　　　党参 15g　　炙甘草 6g　　丹参 15g　　黄连 5g
　　　吴茱萸 3g　　旱半夏 10g　　乌贼骨 15g

7剂颗粒，每日一剂，开水冲服。

二诊（2017年2月23日）：患者自觉脱肛较前减轻，胃脘胀闷不适、连及胸胁症状稍缓解，餐后仍觉反酸、烧心，继服上方，将枳壳加至30g，黄连改为3g，加煅瓦楞子20g，具体处方如下。

处方：黄芪 24g　　炒白术 15g　　陈皮 10g　　当归 15g
　　　炒白芍 15g　　柴胡 12g　　炒枳壳 30g　　升麻 6g
　　　党参 15g　　炙甘草 6g　　丹参 15g　　黄连 3g
　　　吴茱萸 3g　　旱半夏 10g　　乌贼骨 15g　　煅瓦楞子 20g

7剂颗粒，每日一剂，开水冲服。

三诊（2017年3月2日）：患者脱肛症状明显减轻，大便后出现可自行回纳。胃脘及胸胁胀闷已不显，反酸、烧心亦明显好转，效不更方，继服7剂。十日后电话回访，患者自诉症状已消失。

按语：患者脱肛因参加重体力劳动，耗伤元气所致。神疲乏力、纳差、脱肛，为脾气不足，清阳不升之征，而后又因肝郁气结，土虚木贼，故有胃脘部胀满，连及胸胁，伴有烧心、反酸等症。辨证属肝脾不和，气虚下陷，以补中益气汤合四逆散加减。

补中益气汤中，黄芪补中益气升阳固表，党参、炒白术、炙甘草补气健脾，当归养血和营，陈皮理气和胃，使补而不滞，升麻、柴胡升阳举陷，全方共奏补益脾胃中气，升阳举陷之功。四逆散中柴胡疏肝解郁，白芍敛阴养血柔肝，两者合用以补养肝血，条达肝气，可使柴胡升散而不伤阴血，枳壳理气宽中，行滞消胀，佐以甘草和中健脾，调和诸药。其中，重用枳壳者，据现代药理研究，枳壳有兴奋胃肠平滑肌，提升下垂内脏的作用。左金丸清肝和胃制酸，合以乌贼骨、煅瓦楞，加强制酸和胃之功。外以丹参活血通络，半夏散结除痞，诸药合用，疏肝健脾，益气补中，升阳举陷，和胃制酸，故获良效。

[验案三]

赵某，女，36 岁。2016 年 1 月 25 日初诊。

主诉：间断性脱肛、痔漏出血三月余，加重伴烧心、反酸半月。

现病史：患者于 3 个月前无明显诱因出现脱肛、痔漏出血，未加重视。3 月来患者症状间断发作。半月前患者自觉脱肛及痔漏出血症状加重，并伴烧心、反酸，故来诊。时患者脱肛，每于大便或者重体力劳动后出现，不能自行回纳，并伴有痔漏出血，血色淡，量多。患者精神差，少气懒言，面色淡白，食欲欠佳，大便偏干，小便正常。舌质淡，苔薄白，脉虚无力。

诊断：脱肛（气虚下陷，湿热阻络）。治以补中益气，升阳举陷，清肠止血，以补中益气汤合槐花散加减。

处方：

黄芪 20g	炒白术 10g	当归 12g	炒白芍 15g
柴胡 10g	炒枳壳 20g	乌贼骨 15g	浙贝 8g
炙甘草 6g	桔梗 6g	升麻 8g	姜半夏 10g
茜草炭 12g	槐花 20g	黄连 3g	吴茱萸 3g
白芷 10g	煅瓦楞子 15g		

7 剂颗粒，每日一剂，开水冲服。

二诊（2016 年 2 月 1 日）：患者自觉脱肛及痔漏出血症状较前减轻，仍有烧心、反酸。近 2 日伴有腹泻，于上方加三七 3g 止血，加陈皮 8g、肉豆蔻 10g 健脾止泻，去当归、浙贝、白芷。

三诊（2016 年 2 月 12 日）：患者脱肛症状明显减轻，每于大便后出现，可自行回纳，痔漏出血仍存在，出血量较前减少。烧心、反酸症状仍然存在，腹泻次数减少。上方中去半夏，改黄连为栀子 8g，煅瓦楞子加至

20g，7剂。

四诊（2016年2月21日）：腹泻及痔漏出血已止，脱肛及烧心、反酸症状仍然存在。以原方去槐花、肉豆蔻，茜草炭改为茜草，炒枳壳加至24g，7剂颗粒，每日二次，早晚冲服。

3月10日五诊时，患者诸症状已消失。嘱服补中益气丸巩固。

按语：患者少气懒言，面色淡白，食欲差，脱肛，均为脾阳不足，清阳不升之征。痔漏出血，为胃肠升降失司，湿热运化不利，蕴而化热，伤及血络所致。故采用补中益气汤和槐花散化裁。

补中益气汤重用黄芪补中益气，升阳举陷，白术、炙甘草补气健脾，当归养血和营，柴胡、升麻升阳举陷，助黄芪上提下陷之中气，乌贼骨与煅瓦楞子制酸，浙贝、半夏、桔梗健脾化痰。黄连与吴茱萸辛开苦降，降逆泻热，制酸和胃，槐花清大肠湿热，凉血止血，茜草凉血止血，白芷入肺、胃经，肺与大肠相表里，既可祛风止痛，又能治疮解毒，故治肠风下血。炒枳壳理气机、和肠胃，降胃之浊气，亦可助脾气上升，升中有降，胃气降则脾气升，而诸症自愈。

 [验案四]

王某，女，33岁。2017年5月11日初诊。

主诉：便时肛门有肉状物脱出一周。

现病史：患者近一周来无诱因出现便时肛门有肉状物脱出，便后不能自行还纳，需用手托纳回去，用力咳嗽时，则感脱出，肛门坠胀不适，伴乏力，气短，为进一步治疗，故来诊。舌淡，苔薄白，脉虚大无力。

诊断：脱肛（中气下陷）。治以补中益气，升阳举陷，以补中益气汤加减。

处方：黄芪18g　　炒白术10g　　陈皮6g　　升麻6g

柴胡8g　　党参12g　　炙甘草5g　　当归10g

炒枳壳10g　　木香6g　　炒白芍15g　　桔梗6g

生姜6g　　大枣10g

7剂颗粒，每日1剂，开水冲服。

二诊（2017年5月18日）：患者仍觉有肛门坠胀感，便后肛门有肉状物脱出，在上方基础上，将炒枳壳加至15g，加强降胃气作用，胃气得降有助于脾气上升。

处方：黄芪 18g　　炒白术 10g　　陈皮 6g　　升麻 6g

柴胡 8g　　党参 12g　　炙甘草 5g　　当归 10g

炒枳壳 15g　　木香 6g　　炒白芍 15g　　桔梗 6g

生姜 6g　　大枣 10g

7 剂颗粒，每日 1 剂，开水冲服。

三诊（2017年6月1日）：患者自觉肛门下坠感较前好转，近 2 日出现腹泻，一日 2～3 次，舌淡，脉虚。效不更方，以原方加减：炒枳壳改为 12g，加煨诃子 10g、煨肉蔻 10g、赤石脂 12g，以健脾涩肠止泻。

四诊（2017年6月12日）：患者腹泻已止，肛门下坠亦明显好转，肛门肉状物已自行还纳。

按语：本证是由饮食劳倦，损伤脾胃，中气下陷所致的脱肛，治则应以补中益气，升阳举陷为主，故用补中益气汤。方中重用黄芪补中益气，升阳固表，佐以党参、白术、炙甘草补气健脾，以增加黄芪补益中气之功；当归养血和营，使血有所归；陈皮理气和胃，使补而不滞；升麻、柴胡升阳举陷，助黄芪升提下陷之中气；木香行气健脾，白芍柔肝止痛，桔梗性升散起升提作用，生姜、大枣调和诸药，炒枳壳理气降气，脾主升清，枳壳通过降胃气使脾气上升（因胃气得降有益于脾气上升）。

小结

脾胃位于中焦枢纽之地，关乎全身气机升降，又为气血化生之源，故我们医务工作者应对脾胃病尤为重视。脾胃病所涉及的症状众多，但总病机不外乎升降失司与运化失常。所以，脾胃病的治则当为调升降，助运化。

在临床中，脾胃病往往不是单个症状出现，而是多个症状并存，如升降失司者，多同时兼有痞满、呕吐、便秘或者腹泻多个症状；运化失司日久者，不仅存在胃脘部痞满疼痛，还会有气血化生不足诸症存在。所以，临床诊断不可固执于病名或者症状，而应该以明辨病机为目的。

脾胃为病，会影响其他脏腑；而其他脏腑功能失常，也会影响脾胃功能。故临床辨证，切勿被患者主诉或者个别症状所误导，一定立足患者全面情况，理性思考，力求把握核心病机，以切实做到方证相应。

● 第二节　妇科病证

一、月经先期

月经先期为月经周期提前 7 天以上，或 20 天左右一行，连续发生 2 个周期或以上。月经先期属于以周期异常为主的月经病，常与月经过多并见，严重者可发展成崩漏，应及时治疗。西医学功能失调性子宫出血和盆腔炎等出现月经提前，可按本病治疗。

（一）病机概要

本病的病因主要是气虚和血热。气虚则统摄无权，冲任不固；血热则热扰冲任，伤及胞宫，血海不宁，均可使月经先期而至。

而气虚可分为脾气虚和肾气虚两种。脾为后天之本，气血化生之源，且脾主统血，故与月经的来潮关系密切。如脾气虚衰，中气不固，经血失统，可致月经先期来潮。肾为先天之本，主司生长、发育、生殖，且与冲任二脉密切相关。如肾气虚衰，冲任不固，不能制约经血，亦可致月经提前而至。

血热可分为实热和虚热两种。其中，实热为肝郁化火，迫血妄行，或者热扰冲任，血海不宁；虚火为阴虚火旺，虚热扰动，导致血海不宁。三者均可导致月经先期而至。

（二）常见证型、辨证要点及常用方剂

女子以肝为先天，调理冲任即是调肝。故曹师在临床中常用逍遥散为底方加减治疗。

1. 脾气虚

辨证要点：①月经提前，量多，色淡，质稀；②伴倦怠乏力，气短懒言，食欲不振；③舌淡或边有齿痕，苔薄白，脉虚缓。

常用方剂：逍遥散合补中益气汤加减。

2. 肾气虚

辨证要点：①月经先期，量少、色淡黯、质稀；②伴腰膝酸软，头晕耳鸣，面色晦黯；③舌质淡，苔薄白，脉沉细尺弱。

常用方剂：逍遥散合肾气丸加减。

3. 阳盛血热

辨证要点：①月经提前，量多，色鲜红或紫红，质黏稠；②身热面赤，口渴欲冷饮，小便短黄；③大便干结，舌质红，苔黄，脉滑数。

常用方剂：逍遥散合清经散加减。

4. 肝郁血热

辨证要点：①月经提前，量时多时少，经色深红或紫红，质稠，经行不畅或有血块；②伴少腹胀痛，或胸闷胁满，或乳房胀痛，烦躁易怒，口苦咽干；③舌红，苔薄黄，脉弦数。

常用方剂：丹栀逍遥散加减。

5. 阴虚血热

辨证要点：①月经先期，量少，色红，质黏稠；②潮热盗汗，五心烦热；③舌质红，少苔，脉细数。

常用方剂：逍遥散合两地汤加减。

（三）验案例举

[验案一]

张某，女，20岁，新城人。2016年2月19日初诊。

主诉：月经提前1周左右已半年。

月经提前6～8天，经色紫红，有血块，经量多。胸闷胁胀，乳房胀痛，心烦急躁，苔薄黄，舌红，脉弦数。

诊断：月经先期。证属肝郁血虚内热。

治法：清肝解郁调经。

处方：丹栀逍遥散加减。

当归12g	炒白芍15g	炒白术10g	茯苓10g
柴胡10g	丹皮10g	焦栀子8g	茜草炭12g
炙甘草5g	地榆炭12g	乌贼骨15g	香附10g
生地15g	山萸肉10g		

7剂颗粒，每日1剂，开水冲服。

二诊（2016年2月26日）：经停，胸闷胁胀，乳房胀痛有所缓解，苔薄黄，舌红，脉弦数。上方去地榆炭、茜草炭，加地骨皮12g以清虚热，继用14剂。

按语：此患者胸闷胁胀，乳房胀痛，心烦急躁，月经提前 6～8 天，经色紫红，有血块，经量多，属肝郁血虚有热所致的月经不调，苔薄黄，舌红，脉弦数亦提示热象明显，故选丹栀逍遥散以养血健脾，疏肝清热。方中柴胡、栀子、丹皮疏肝解郁，清热凉血；当归、白芍养血柔肝；白术、茯苓、炙甘草培脾和中；行经期月经量多加茜草炭、地榆炭、乌贼骨、山萸肉固涩止血；生地凉血止血；香附理气解郁，止痛调经。

因肝郁血虚日久，则生热化火，此时逍遥散已不足以平其火热，故加丹皮以清血中之伏火，炒山栀善清肝热，并导热下行。

二诊时，月经已停，所以去固涩止血的地榆炭、茜草炭，加地骨皮 12g 以清虚热。

[验案二]

常某，女，48 岁，新城人。2017 年 5 月 29 日初诊。

主诉：月经提前 8 天左右已一年。

患者平素性情急躁，胸胁处偶有胀满，行经时乳房胀。一年前与人吵架后开始出现月经提前，基本每次都提前一周以上，经量少，经色稍红，行经时胸胁胀满，乳房胀痛更甚，少腹酸痛，食欲一般，舌淡，苔白，脉弦。

诊断：月经先期（肝郁气滞脾虚）。治以养血柔肝，疏肝理气，以逍遥散合柴胡疏肝散加减。

处方：

当归 12g	炒白芍 18g	炒白术 10g	茯苓 10g
香附 10g	青皮 10g	炙甘草 5g	柴胡 10g
炒枳壳 10g	川芎 8g	菟丝子 12g	丹皮 10g
延胡索 10g			

7 剂颗粒，每日 1 剂，开水冲服。

二诊（2017 年 6 月 7 日）：服药期间，因饮食不慎，出现呕逆，舌苔厚腻，加姜半夏 10g、炒苍术 10g。7 剂，颗粒。

三诊（2017 年 6 月 28 日）：月经仍提前 3 天而至，量增多色红，但胸胁胀满、乳房胀痛减轻，呕逆消失，舌苔由厚腻转厚白，一诊方继用，7 剂，颗粒。

按语：此案患病因肝气郁结而起，且平素胸胁胀满，乳房胀痛，均为肝气郁结之象。而患者又正处在围绝经期，"七七，任脉虚，太冲脉衰少，天癸竭"，肝脾肾诸脏皆不足，故以逍遥散合柴胡疏肝散加味，既养肝疏肝，又健脾补肾，三者兼顾，方能药到病除。

二、月经后期

月经周期延后 7 天以上，甚至四五十天以上而行经的，称为"月经后期"，或称"经迟""经行后期"。其特点是仅表现为月经周期延长，而月经的经期基本正常，但常伴有经量过少。如果月经周期仅延后 3 ~ 5 天而没有其他不适者，不作月经后期病论。

（一）病机概要

月经后期为病，主要在虚实两方面。虚即冲任不足，血海不能按时满盈，或者阳气衰少，气血推动无力，致月经不能按时来潮；实即邪气阻滞（如寒滞、瘀血、气郁等），血行受阻，冲任不通，而致月经后期。

（二）常见证型、辨证要点及常用方剂

1. 血虚不足

辨证要点：①月经后期而行，量少，色淡红，下腹隐痛；②常伴有头晕眼花，心悸少寐，面色萎黄；③舌质淡，脉细弱。

常用方剂：胶艾四物汤加减。

2. 血寒凝滞

辨证要点：①月经延后，量少色暗有血块；②常伴小腹冷痛，热敷痛减，肢冷畏寒；③苔白，脉沉紧。

常用方剂：艾附暖宫丸加减。

3. 血虚宫寒

辨证要点：①月经后期，量少色淡，质清稀；②常伴小腹隐痛，喜热敷，腰酸乏力，大便稀薄；③舌淡，苔白，脉沉细弱。

常用方剂：温经汤加减。

4. 气机郁滞

辨证要点：①月经后期，量少色暗，或有血块；②常伴有小腹胀痛，胸胁及乳房胀痛；③苔薄，脉弦；④夹瘀者，经行下腹胀痛较甚，舌质紫暗或有瘀斑。

常用处方：逍遥散加减。伴血瘀者，少腹逐瘀汤加减，加莪术 12g、生蒲黄 10g（包煎）。

（三）验案例举

[验案一]

刘某，女，24岁。2016年10月18日初诊。

主诉：月经延后10年。

患者月经延后10年。14岁月经初潮，素来月经延后，甚至2月一行，经量少，色淡，时夹血块。经前小腹疼痛，经行腹痛不减，持续至经后方缓解。现患者面部有少量痤疮，色暗，平时带下量多，色白。形体肥胖，食纳一般，寐可，二便调，舌质淡红，苔薄白，脉滑。

诊断：月经后期，痤疮。辨证为肝郁脾虚夹瘀，上热下寒。治以疏肝健脾，活血调经，以逍遥散合温经汤加减。

处方：当归15g　炒白芍15g　川芎10g　白术15g
茯苓12g　柴胡12g　白鲜皮20g　益母草20g
丹皮10g　桂枝10g　半夏10g　黄芩10g
吴茱萸5g　泽兰15g　五灵脂10g　蒲黄10g

7剂，每日1剂，开水冲服。

二诊（2016年10月31日）：口服中药后，于10月25日经行，经量中等，色鲜红，有血块，小腹痛稍减轻，脸上痤疮亦好转，舌质暗，苔薄白，脉滑细。现月经已完，应以补肾活血调经法，原方加制首乌15g、菟丝子15g、桃仁8g、红花8g，去黄芩、蒲黄、五灵脂，继服7剂。

三诊（2016年11月4日）：无任何不适，带下正常，舌质暗，苔薄白，脉滑。于上方中加入乌药10g，5剂。

于2016年12月5日随访，服上方之后，经行周期规则，每月一行，且痤疮明显好转。

按语：患者初潮以来一直月经延迟，甚至两个月一行，属血虚不足之象；带下量多色白，为脾胃运化失司，水湿下注所致；而经行腹痛有血块、痤疮色暗，又为瘀血内阻化热之征。故本案辨证属脾虚血少，瘀血内阻。治以健脾养血，活血化瘀调经为主。

以逍遥散养血柔肝，健脾祛湿；合温经汤温通下寒；益母草、泽兰活血养血调经；五灵脂、蒲黄即失笑散化瘀止痛；白鲜皮、黄芩清上焦肺热燥湿以除痤疮。诸药合用，则肝血得养，肝气得调，脾气得健，瘀血得化，上热得清，下寒得暖，故诸症得痊。

[验案二]

闫某，女，28岁。2016年10月2日初诊。

主诉：月经延后半年。

患者半年来，经期延后10余日以上，经量中等，血暗有块，5天干净，经行第一天小腹冷痛，伴头晕、乏力。平素带下量一般，纳寐尚可，二便正常，昨日行经，小腹冷痛难忍，故来诊。就诊时患者精神欠佳，面色淡，舌淡，苔薄白，脉细涩。

辅助检查：妇科检查：子宫大小正常，子宫及双附件未及压痛。妇科盆腔彩超：子宫及双附件未见明显异常。

诊断：月经后期，痛经（血虚宫寒夹瘀）。治以养血温经祛寒化瘀，以少腹逐瘀汤合桃红四物汤加减。

处方：小茴香6g　　熟地15g　　当归12g　　赤白芍各12g
　　　川芎10g　　桃仁8g　　　红花8g　　　益母草15g
　　　泽兰15g　　五灵脂10g　　延胡索10g　　桂枝10g
　　　丹皮10g　　吴茱萸5g　　蒲黄10g

7剂颗粒，每日1剂，开水冲服。

二诊（2016年10月12日）：药已，腹痛缓解，月经已净。现口干，舌淡红，苔薄黄，脉细。用补肾养血，理气调经法。

处方：当归12g　　白芍15g　　熟地15g　　川芎10g
　　　菟丝子12g　　小茴香5g　　肉桂3g　　　麦冬12g
　　　半夏10g　　党参12g　　柴胡12g　　白术10g
　　　香附10g　　炙甘草5g　　丹皮10g　　薄荷3g

14剂颗粒，每日1剂，开水冲服。

三诊（2016年11月1日）：今日经行，有轻微腹痛，经量中等，色暗红，有少量血块，舌淡红，苔薄白，脉细，仍宗前法，养血温经，散寒化瘀，仍予首诊方7剂治疗。

按语：素体气血虚弱，经者血也，营血方虚，冲任不足，血海不能如期满溢，故经期延后，阳虚寒凝，经水运行迟滞，瘀阻胞脉，故经行腹痛，治以养血祛寒温经化瘀。用桃红四物汤养血活血；经行腹痛，故用少腹逐瘀汤暖宫祛瘀，温经止痛，桂枝、吴茱萸增强暖宫之力；益母草、泽兰、丹皮以增强活血化瘀之功。

二诊中，患者月经已净，腹痛已解，故给予补肝肾以养血，疏肝气以调经，并辅以温经散寒之品以祛其宫寒，标本兼治，故三诊月经按时来潮，并且腹痛明显减轻。以首诊方巩固疗效。

三、月经过少

月经周期基本正常，经量明显减少，甚至点滴即净；或者经期缩短不足2天，经量亦少者，均称为"月经过少"。属月经病。本病发生于青春期和育龄期者可发展为闭经，发生于更年期者则往往进入绝经期。

本病相当于西医的功能失调性子宫出血、多囊卵巢综合征、卵巢早衰、人流手术后宫腔粘连或大失血后等疾病。

（一）病机概要

月经过少的病因病理有虚有实。虚者多因素体虚弱，大病、久病、失血或饮食劳倦伤脾，或房劳伤肾，而使血海空虚，经量减少；实者多由瘀血内停，或痰湿壅滞，或气机郁结，经脉阻滞，血行不畅，经血减少。

（二）常见证型辨证要点及常用方剂

1. 血虚

辨证要点：①月经量少或点滴即净，色淡；②常伴有头晕眼花，心悸乏力，面色萎黄，下腹空坠；③舌质淡，脉细。

常用处方：八珍汤加减或者归脾汤加减。

2. 肾虚

辨证要点：①经少色淡，腰膝酸软；②常伴有足跟痛，尿频，头晕耳鸣；③舌淡，脉沉细无力。

常用处方：归肾丸加减。

3. 血瘀

辨证要点：①经少色紫，有小血块；②常有小腹胀痛拒按，血块排出后痛减；③舌紫暗，脉涩。

常用处方：桃红四物汤加减。

4. 痰湿

辨证要点：①月经量少，色淡红，质黏腻如痰；②常伴有形体肥胖，胸闷呕恶，带下多；③舌胖，苔白腻，脉滑。

常用处方：苍附导痰丸加减。

5. 气郁

辨证要点：①月经量少，色暗；②发病与情绪因素关系密切，常伴胸胁胀满等症；③舌质淡红或者略暗，苔薄白，脉弦。

常用处方：逍遥散加减。

（三）验案例举

[验案一]

刘某，女，34岁。2017年3月30日初诊。

主诉：月经过少4个月。

患者既往月经正常，2016年11月孕70天因胚胎停育而行人工流产术，术后月经错后3～4天，经量少，色淡，2天即净，伴小腹疼痛，经前乳房胀痛，为进一步治疗，故来诊。就诊时患者精神较差，面色淡白，舌淡红，苔薄，脉细弱。

诊断：月经过少（气血两虚）。治以益气养血调经，以八珍汤加减。

处方：党参15g　　炒白术15g　　茯苓12g　　炙甘草6g

当归15g　　熟地15g　　川芎10g　　炒白芍15g

黄芪24g　　益母草15g　　柴胡12g　　炒枳壳10g

5剂，每日1剂，水煎服。

二诊（2017年4月6日）：患者自觉口苦、口干，咽中有痰，腰酸困，故于上方中加黄芩12g清热，半夏10g健脾化痰，菟丝子15g、巴戟天15g补肝肾强腰，减益母草用量至10g，继服5剂。

三诊（2017年4月15日）：患者经将行，已无口苦、痰多症状，故于上方中去半夏、黄芩，加活血化瘀之泽兰12g、红花6g，益母草加至12g。

处方：党参15g　　炒白术15g　　茯苓12g　　炙甘草6g

当归15g　　熟地15g　　川芎10g　　炒白芍15g

黄芪24g　　益母草12g　　柴胡12g　　炒枳壳10g

| 泽兰 12g | 红花 6g | 菟丝子 15g | 巴戟天 15g |

7 剂，每日 1 剂，水煎服。

四诊（2017 年 5 月 3 日）：4 月 20 日经行，腹痛消失，乳房胀痛亦减轻，经量较上月增多，余无不适。故去泽兰、红花、益母草等活血之品，加香附10g 以加强疏肝行气之功，继服 7 剂以善后。

三月后随诊患者，患者月经量已正常，小腹疼痛及乳房胀痛亦消失。

按语：手术之后，耗气伤血，气血虚弱，血海不充故致月经量少，术中离经之血瘀滞脉络经髓，肝气不舒，故经前乳房胀痛，经行小腹疼痛。治疗以益气养血调经，用四君子汤加黄芪益气健脾，四物汤补血养肝，加柴胡、炒枳壳以疏肝行气，加益母草活血调经。人流手术中冲任胞络受损，往往伤及肝肾，导致精血亏虚，故二诊中加用调肝补肾法治疗，以益经源。三诊，月经将至，故加用活血化瘀之品，以助月经来潮；四诊，经血已止，继用补气养血之品以复其原。

治疗月经病应重视月经分期，根据各阶段生理特点，用药也各不相同，不可不知。

[验案二]

席某，女，30 岁。2015 年 11 月 17 日初诊。

主诉：月经量少 3 个月。

患者既往月经正常。近 3 个月来与家人生气后出现月经量少，色淡，有时点滴即净，伴头晕、心悸、胸胁胀闷、失眠、神疲乏力、面色萎黄。为进一步治疗，故来诊。就诊时患者舌淡，苔薄白，脉细弦。

辅助检查：妇科检查：外阴正常，阴道畅，宫颈光滑，子宫正常大小，无压痛，双附件亦无压痛。妇科彩超示：子宫及双附件未见明显异常。

诊断：月经过少（心脾两虚夹肝郁）。治以健脾养心，疏肝解郁，以归脾汤合逍遥散加减。

处方：黄芪 18g	党参 12g	炒白术 10g	当归 10g
枣仁 12g	柏子仁 15g	柴胡 10g	炒白芍 15g
茯神 10g	丹皮 10g	木香 8g	炙甘草 5g
龙骨 24g	牡蛎 24g	龙眼肉 10g	

7 剂颗粒，每日一剂，开水冲服。

二诊（2015年11月27日）：患者自觉头晕、心悸、乏力、失眠较前稍好转，仍感胸胁胀闷。11月23日行经，经量较前稍增多，近2日出现大便稀溏，一日3次，不伴发热，无里急后重，考虑到柏子仁滑肠，故去掉柏子仁，余仍按原方继服7剂。

三诊（2015年12月8日）：患者诸症状均明显减轻，纳可，便调，舌淡红，苔薄白，脉细，仍守前法，继服7剂。

四诊（2015年12月26日）：12月21日经行，行经4天，经量较前明显增多，心悸、失眠、头晕乏力亦明显改善，胸胁胀闷已消失。

2016年3月因他病就诊，询问得知数月来经量已增至正常。

按语：经者，血也，其源源而来，生化于脾，总统于心，藏受于肝。本患者与家人生气后，肝气郁结，肝失疏泄，气机失常，肝木乘土，肝脾失调，脾失健运可致经血生化无源，故经量减少；脾虚日久，血生化无源，血不养心，导致心脾两虚，出现头晕、神疲乏力、心悸、失眠。故采用归脾汤合逍遥散，健脾养心，疏肝解郁。二方合用，肝气得调，心脾得旺，冲任得利，气血畅行，月经正常。

四、痛经

在经期或经行前后，出现周期性的下腹部疼痛或胀痛，伴恶心呕吐，影响生活或工作者，称为"痛经"，又称"经行腹痛"。有原发性和继发性痛经之分。月经初潮即开始痛经者称原发性痛经，常由子宫发育不良、子宫颈狭窄等引起。若由子宫内膜异位症、慢性盆腔炎等疾病引起的，则为继发性痛经。

原发性痛经以青春期及未婚者多见，继发性痛经以育龄期妇女多见。严重痛经者可见面色苍白，恶心呕吐，甚至昏厥，一般只要经血下行通畅，腹痛即可缓解或消失，痛止后患者感觉全身乏力。本病西医也称为痛经。

（一）病机概要

痛经发生常因于虚、实两端。所谓虚，为气血阴阳亏虚导致子宫失于濡养，即"不荣则痛"；所谓实，为各种病理因素阻滞于内，气血运行不畅所致，即"不通则痛"。

临床常见证型包括：气滞血瘀、寒凝血瘀、气血亏虚、肾气亏损。

（二）常见证型、辨证要点及常用方剂

1. 气滞血瘀

辨证要点：①经前或经期下腹胀痛，经色暗红；②常伴经前乳房胀痛，胸膺掣痛；③舌质紫暗，苔薄，脉弦。

常用方剂：逍遥散合失笑散加减。

2. 寒凝血瘀

辨证要点：①经行下腹冷痛，喜用热敷；②经少不畅，色暗有块；③畏寒肢冷，大便溏薄；④苔白腻，脉沉紧。

常用方剂：少腹逐瘀汤加减。

3. 气血虚弱

辨证要点：①经行或经后下腹隐痛，喜用手按于腹部，经色淡红；②神疲乏力，头晕眼花，面色萎黄；③舌淡，脉细弱无力。

常用方剂：圣愈汤加减。

4. 肾气亏损

辨证要点：①经期或经后 1～2 天小腹绵绵作痛，经色暗淡，量少，质稀薄；②伴腰骶酸痛，头晕耳鸣，健忘失眠；③舌质淡红，苔薄，脉沉细。

常用方剂：调肝汤加减。

5. 阳虚内寒

辨证要点：①经期或经后小腹冷痛，喜按，得热则舒，经量少，经色暗淡；②常伴腰膝酸软，小便清长；③舌淡胖，苔白润，脉沉。

常用方剂：温经汤加减。

（三）验案列举

[验案一]

赵某，女，43 岁。2017 年 3 月 9 日初诊。

主诉：痛经 1 年。

患者 14 岁月经初潮，周期尚正常，经量中等。近 1 年来出现痛经，经前数天出现乳房胀痛，腹部隐痛，经行第 1 天腹部胀痛明显，以胀为主，经行不畅，血色紫暗夹有血块，块下则胀痛减轻。平素需口服布洛芬胶囊止痛，近 1 个月来痛经更甚，为进一步治疗，故来诊。舌苔薄白，舌边尖有瘀点，脉弦涩。

辅助检查：妇科 B 超显示：子宫及双附件未见异常。

诊断：痛经（气滞血瘀）。治以理气活血，化瘀止痛，以逍遥散合失笑散加减。

处方：

当归 12g	赤白芍各 12g	柴胡 12g	茯苓 10g
炒白术 10g	炙甘草 5g	丹皮 10g	延胡索 10g
香附 10g	川芎 10g	小茴香 6g	五灵脂 10g
蒲黄 10g	益母草 10g	青皮 8g	佛手 10g

7 剂颗粒，每日 1 剂，开水冲服。

二诊（2017 年 3 月 20 日）：3 月 15 日经行，小腹疼痛明显减轻，经量中等，色红，血块减少，舌淡红，苔薄白，脉细数，经后拟采用养血调经法，患者近 2 日感口苦，胃稍反酸，腰酸困，故在一诊方上去五灵脂、小茴香、蒲黄、益母草等活血之品，加焦栀子 10g、乌贼骨 15g、菟丝子 12g，炒白术加至 12g，7 剂继服。

三诊（2017 年 4 月 8 日）：服上药后口苦症状已消失，舌淡红，苔薄白，脉细弦。现值经前，为防患于未然，仍按前法，上方去栀子，加益母草 12g、炒五灵脂 8g 以活血通经止痛，5 剂。

四诊（2017 年 4 月 14 日）：4 月 10 日经行，腹痛完全消失，经色、质、量均正常，舌淡红，苔薄白，脉细。以二诊方 5 剂以巩固疗效。

按语：肝司血海，又主疏泄，肝气郁结，冲任气血郁滞，经血不能畅通。故经行小腹剧痛，经血夹块。肝经经气不利，故乳房胀痛。治疗宜疏肝理气，化瘀止痛，用逍遥散合失笑散加减化裁。方中柴胡、香附、青皮、佛手理气行滞；当归、益母草、川芎、赤白芍活血化瘀，丹皮凉血活血，茯苓、炒白术、炙甘草健脾祛湿，有见肝之病，当先实脾之意，延胡索、五灵脂、蒲黄化瘀止痛，小茴香温经散寒，使血得温而行，利于气血之畅通。

[验案二]

姚某，女，18 岁。2016 年 6 月 10 日初诊。

主诉：经行腹痛 2 年。

患者 13 岁月经初潮，经期尚规则。近 2 年生活不注意，贪凉饮冷后出现痛经，每逢经行则少腹、小腹胀痛剧烈，按之不减，面色苍白，汗出，口服止痛片或热敷后可缓解，但服药后恶心、呕吐，腹痛持续 1～2 天缓解，经净后又出现少腹胀痛 1 天，为进一步治疗，故来诊。舌淡暗，苔薄白，脉弦涩。

妇科彩超示：子宫及双附件未见明显异常。

诊断：痛经。辨证为寒凝血瘀，治以温经散寒，活血止痛，以少腹逐瘀汤加减。

处方：当归 12g　　赤白芍各 12g　　川芎 10g　　延胡索 10g

五灵脂 10g　　蒲黄 10g　　小茴香 10g　　青皮 10g

丹皮 10g　　炙甘草 5g　　益母草 15g

3 剂颗粒，每日 1 剂，开水冲服。

二诊（2016 年 6 月 18 日）：药已，6 月 14 日经行，腹痛较前稍减轻，仍觉小腹憋胀，伴轻微恶心、心烦、嗳气，嗳气后得舒，舌质暗，苔薄白，脉弦涩。此属肝气郁滞，气滞血瘀，故以逍遥散合失笑散加减。

处方：当归 10g　　炒白芍 15g　　柴胡 10g　　茯苓 10g

炒白术 10g　　炙甘草 5g　　薄荷 3g　　丹皮 10g

五灵脂 10g　　蒲黄炭 10g　　香附 10g　　枳壳 10g

姜半夏 10g

7 剂颗粒，每日 1 剂，开水冲服。

三诊（2016 年 6 月 27 日）：服上剂后，患者仍觉小腹憋胀，心烦，舌质暗，苔薄白，脉弦涩，守上方继服 10 剂颗粒。

四诊（2016 年 7 月 15 日）：7 月 12 日经行，腹痛及小腹憋胀较前明显减轻，心烦症状已消失。

按语：寒性凝滞，主痛。寒邪客于冲任、胞中，与经血搏结，形成瘀血。瘀血内阻，经脉之气不利，经血运行不畅，故经行小腹胀痛剧烈；寒得热化，瘀滞暂通，故得热痛减；寒邪内盛，阻遏阳气，故面色苍白、汗出。舌淡暗，苔薄白，脉弦涩，为寒凝血瘀之象。

故采用《医林改错》少腹逐瘀汤温经散寒，化瘀止痛。方中小茴香温经散寒；当归、川芎、赤芍、丹皮养营活血；蒲黄、五灵脂、延胡索化瘀止痛；白芍、青皮疏肝行气；益母草加强活血化瘀之力；炙甘草调和诸药。二诊后，小腹憋胀、心烦嗳气，属肝郁气滞血瘀，故采用逍遥散合失笑散加减化裁。逍遥散疏肝解郁，养血健脾；失笑散化瘀止痛，两方合用，再加入香附、枳壳加强行气开郁之功；加姜半夏降逆止呕。三诊守方继服，患者痛经明显缓解。

五、崩漏

经血非时而下，或阴道突然大量出血，或淋漓下血不断者，称为"崩漏"。若出血量多，来势急猛的称崩，又称"崩中"；出血量少，淋漓不净称"漏下"，又称"经漏"。如发病开始时阴道出血如崩，继而淋漓不净的称"崩漏"。崩与漏互为因果，相互转化，即血崩日久，气血耗损渐而成漏，久漏不止，病势渐进而成崩。

本病可发生于妇女各年龄阶段，一般青春期和更年期妇女发生的崩漏为多，其临床表现类似于西医的无排卵型功能失调性子宫出血。育龄期发生崩漏的临床表现，类似西医的有排卵型功能失调性子宫出血。

（一）病机概要

崩漏发病，在于冲任不固，不能制约经血，使子宫藏泻失常。而其病因，亦有虚实之分。虚者为冲任空虚，制约无力，经血无以为制，而致月经暴下或者淋漓不尽。实者，为病理因素影响所致，如热入营血，迫血妄行，血液不循常道，发为崩漏；或者瘀血内阻，冲任失司，血不归经而妄行。

临床常见证型包括：脾肾不足，冲任失固；脾气虚弱，血不归经；肝郁化火，迫血妄行。

（二）常见证型、辨证要点及常用方剂

1. 脾气虚弱，血不归经

辨证要点：①经血非时而下，量多如崩，或淋漓不断，色淡质稀；②常伴有神疲体倦，气短懒言，不思饮食，四肢不温；③面浮肢肿，面色淡黄；④舌淡胖，苔薄白，脉缓弱。

常用方剂：归脾汤加减。

2. 脾肾不足，冲任失固

辨证要点：①猝然血崩或月经过多，或漏下不止，色淡质稀；②伴头晕肢冷，心悸气短，神疲乏力，腰膝酸软；③舌淡，脉微弱。

常用方剂：固冲汤加减。

3. 肝郁化火，迫血妄行

辨证要点：①经血非时而下，量多如崩，或淋漓不断，血色深红，质稠；②常伴有心烦少寐，渴喜冷饮，头晕面赤；③舌红，苔黄，脉滑数。

常用方剂：丹栀逍遥散合清经汤加减。

崩漏治疗中采用"急则治其标，缓则治其本"的原则，灵活运用塞流、澄源、复旧三法。塞流以止血，澄源以治本，复旧以善后。三者结合，方可缓急得宜，标本兼治。

（三）验案例举

[验案一]

支某，女，16岁。2017年6月28日初诊。

症状：患者诉月经淋漓不断十余天，色深，心情忧郁寡欢，面部有痤疮，胸闷胁胀，舌淡，苔薄白，脉缓。

诊断：崩漏（肝郁脾虚）。治以疏肝健脾，固冲止血，以丹栀逍遥散加减。

处方：当归10g　　炒白芍15g　　炒白术10g　　柴胡10g

　　　茯苓10g　　炙甘草10g　　焦栀子10g　　丹皮10g

　　　黄芩10g　　地榆炭10g　　白鲜皮15g　　白蒺藜10g

　　　白芷10g　　乌贼骨15g　　吴茱萸3g

7剂颗粒，每日1剂，开水冲服。

二诊（2017年6月9日）：患者诉月经仍淋漓不断，色稍红，情绪好转，胸闷胁胀减轻，面部痤疮变化不大，舌淡红，苔薄白，脉缓。

原方去白蒺藜、白芷、吴茱萸、白鲜皮、黄芩，加黄芩炭10g、煅龙骨牡蛎各30g、茜草炭10g、侧柏炭10g、棕榈炭10g、山萸肉10g。

处方：当归10g　　炒白芍15g　　炒白术10g　　柴胡10g

　　　茯苓10g　　炙甘草10g　　焦栀子10g　　丹皮10g

　　　黄芩炭10　　煅龙骨30g　　煅牡蛎30g　　茜草炭10g

　　　侧柏炭10g　　棕榈炭10g　　山萸肉10g　　地榆炭10g

　　　乌贼骨15g

7剂颗粒，每日1剂，开水冲服。

三诊（2017年7月10日）患者诉月经淋漓消失，出血已止，情绪明显改善，胸闷胁胀明显减轻，痤疮变化不大，舌淡红，苔薄白，脉缓。

原方去黄芩炭、茜草炭、侧柏炭、棕榈炭、山萸肉，加黄芩10g、白鲜皮20g、土茯苓15g、连翘12g、白蒺藜10g。

处方：当归 10g　　炒白芍 15g　　炒白术 10g　　柴胡 10g

　　　茯苓 10g　　炙甘草 10g　　焦栀子 10g　　丹皮 10g

　　　黄芩 10g　　煅龙骨 30g　　煅牡蛎 30g　　白鲜皮 20g

　　　白蒺藜 10g　　乌贼骨 15g　　土茯苓 15g　　连翘 12g

　　　　　　　　　　　　　　7 剂颗粒，每日 1 剂，开水冲服。

按语：月经淋漓不断，色淡质稀，神疲乏力，胸闷胁胀，属肝郁脾虚证。方中丹栀逍遥散疏肝健脾清热，地榆炭、黄芩炭、煅龙骨牡蛎、茜草炭、侧柏炭、棕榈炭、山萸肉、乌贼骨收敛止血，土茯苓、连翘清热解毒祛湿，白鲜皮、白蒺藜祛风止痒。诸药合用疏肝健脾，收敛止血，清热消疮。

崩漏的治疗，根据发病的缓急和出血的新久，本着"急则治其标，缓则治其本"的原则，运用塞流、澄源、复旧三大法。塞流即是止血。崩漏以失血为主，止血乃是治疗本病的当务之急。具体止血还要注意崩与漏的不同，治崩宜固摄升提，不宜辛温行血，止漏宜养血行气，不可偏于固涩，以免血止成瘀。澄源即是求因治本，针对引起崩漏的具体原因，采用补肾、健脾、清热、理气、化瘀等法，使崩漏得到根本上的治疗。复旧即是调理善后，崩漏在血止之后应健脾益肾以善其后。

[验案二]

刘某，女，37 岁。2016 年 7 月 27 日初诊。

主诉：月经淋漓不止半月余。

患者月经停经 2 个月后才来，这次行经半月仍然点点滴滴不尽。5 天前曾行刮宫术，术后病检示：子宫内膜单纯性增生。行刮宫术后月经仍淋漓不尽，伴有腹痛，倦怠乏力，头晕，失眠多梦，二便正常，舌质红，苔白，脉细涩。

体征：妇科检查：外阴正常，阴道通畅，宫颈轻度柱状上皮异位，子宫前位，正常大小，活动可，双附件未扪及异常，宫颈口有少许血性分泌物。

中医诊断：崩漏；辨证属血虚夹瘀，冲任不固。

西医诊断：功能性子宫出血。

治以补脾肾，固冲任，方用固冲汤加减。

处方：黄芪 20g　　炒白术 12g　　煅龙骨 30g　　煅牡蛎 30g

　　　炒白芍 15g　　茜草炭 12g　　乌贼骨 15g　　山萸肉 10g

　　　棕榈炭 10g　　五倍子 5g　　当归 12g　　茯苓 10g

柴胡 10g　　　　地榆炭 12g　　　　三七 3g

　　　　　　　　　　　7 剂颗粒，每日 1 剂，开水冲服。

二诊（2016 年 8 月 2 日）：患者口服中药后，阴道流血明显减少，头晕、乏力较前改善，患者睡眠仍欠佳，以原方去棕榈炭，改地榆炭为地榆 12g，加夜交藤 15g，7 剂继服。

三诊（2016 年 8 月 12 日）：上药 7 剂后血已止，已无腹痛、头晕乏力，失眠已明显好转，去地榆、茜草炭、五倍子，加龙眼肉 10g、五味子 6g，7 剂继服。

四诊（2016 年 8 月 22 日）：经已净，乏力失眠已改善，头晕症状已消失，继续健脾养血安神以调理体质。

处方：黄芪 20g　　　炒白术 12g　　　炒白芍 15g　　　夜交藤 15g

　　　　五味子 6g　　　乌贼骨 15g　　　山萸肉 10g　　　当归 12g

　　　　茯苓 10g　　　柴胡 10g　　　　三七 3g　　　　炙甘草 5g

　　　　龙眼肉 10g

　　　　　　　　　　　5 剂颗粒，每日 1 剂，开水冲服。

按语：《丹溪心法附余》提出"治崩三法"，即塞流、澄源、复旧。本例患者月经淋漓不止半月余，伴有头晕，腹痛，倦怠乏力，失眠多梦，舌质红，苔白，脉细涩，属血虚夹瘀，冲任不固。由于脾为后天之本，气血生化之源，脾统血，流血已久，气血已虚，故一、二诊中以健脾益气摄血为先，以塞其流、澄其源；三诊中血已止，渐去收涩止血之品，加用健脾养血药味，以复其旧。三者结合，方能标本兼治。

[验案三]

申某，女，38 岁，2016 年 12 月 21 日初诊。

主诉：月经紊乱半年余，经行 12 天未净。

患者既往月经正常，于 2016 年 5 月开始出现停经，继而出现月经紊乱，周期前后不一，行经期延长，量少，时而长达十余日不能止血。本次经行从 12 月 9 日开始，迄今已 12 天未净，量少色淡，伴面色萎黄，心悸怔忡，失眠多梦，头晕健忘，纳差腹胀，神疲乏力，曾服云南白药胶囊止血效果不佳，故来就诊。近 2 天来患者心情烦闷，喜嗳气，嗳气则舒，舌淡，苔白，脉细弦。

辅助检查：B 超：子宫及双附件未见明显异常。子宫内膜活检：子宫内膜呈单纯性增生。

诊断：崩漏；证属心脾两虚夹肝郁。治以健脾养心，疏肝解郁，以归脾汤合逍遥散加减。

处方：党参 12g　　黄芪 20g　　炒白术 10g　　当归 12g

　　　　炙甘草 6g　　茯神 10g　　远志 8g　　　炒枣仁 12g

　　　　木香 6g　　　龙眼肉 10g　龙骨 24g　　　牡蛎 24g

　　　　柴胡 10g　　白芍 15g　　熟地 15g　　　茜草炭 10g

　　　　炒枳壳 10g

7 剂颗粒，每日 1 剂，早晚分服。

二诊（2016 年 12 月 31 日）：经净，头晕、乏力症状稍好转，仍觉心烦、腹胀，近 2 日出现便秘，上方去茜草炭、龙骨、牡蛎、黄芪，熟地改生地 15g，加火麻仁 15g、柏子仁 12g、何首乌 12g，5 剂，颗粒。

三诊（2017 年 1 月 7 日）：服药后，精神转佳，头晕已不明显，便秘稍好转，心烦腹胀亦减轻，舌淡红，苔白，脉细弦。效不更方，守方治疗 5 剂。

四诊（2017 年 1 月 13 日）：药已，1 月 8 日经行，量中等，1 月 12 日经净，经期为 5 天。已无心烦，腹胀、心悸、失眠亦明显好转。

20 17 年 4 月回访患者，患者月经已恢复正常。

按语：经者血也，其源源而来，生化于脾，总统于心，藏受于肝。本患者脾虚血失统摄，虚而下陷，冲任不固，不能制约经血，发为崩漏。心气虚不能养心，故见心悸、失眠、多梦。肝失疏泄，失于条达，气机不畅，故见心烦、嗳气。舌淡，苔白，脉细弦为心脾两虚肝郁之象。故采用归脾汤合逍遥散加减，归脾汤养心健脾，逍遥散疏肝解郁。初诊用归脾汤合逍遥散加入龙骨、牡蛎收敛固涩；加茜草炭收涩止血；加炒枳壳加强行气解郁消胀之功；加熟地补血。二诊中，便秘加火麻仁 15g、柏子仁 12g 以润肠通便；加何首乌 12g 加强益精血作用。经血已净，乏力改善，故去茜草炭、龙牡、黄芪，熟地改为生地 15g。三诊效不更方，守方再服 5 剂。四诊患者月经已恢复正常，经过治疗，使脾气健旺，肝能疏泄，心气得复，故经行规则。

六、闭经

女子年满 16 周岁，月经尚未来潮，或月经来潮后又中断 6 个月以上者，称为"闭经"。前者称原发性闭经，后者称继发性闭经。此外，因生殖道闭锁而致闭经称为假性或隐性闭经。青春期前、哺乳期、妊娠期或绝经后闭经，属生理性闭经。根据解剖部位分为子宫性、卵巢性、垂体性和下丘脑性闭经。中医文献中有"闭经""不月"和"月事不来"等记载。中医和西医都称"闭经"。

本病治疗难度较高，属难治之症。如多囊卵巢综合征、产后大出血导致的席汉综合征、人流手术后等都可导致闭经。另有溢乳闭经、肥胖性闭经、厌食性闭经、结核性闭经和药物性闭经等。

（一）病机概要

有虚实两个方面。虚者多因精血不足，冲任不充，血海空虚，无血可下；实者多为邪气阻隔，冲任受阻，脉道不通，经血不得下行。辨证治疗原则：虚者补而通之，实者泻而通之。

（二）常见证型、辨证要点及常用方剂

1. 肾气虚弱

辨证要点：①月经初潮来迟，或月经后期量少，渐至闭经；②常伴有头晕耳鸣，腰腿酸软，小便频数，性欲淡漠；③舌淡红，苔薄白，脉沉细。

常用方剂：肾气丸加减。

2. 气血两虚

辨证要点：①月经停闭数月，肢倦神疲，食欲不振，脘腹胀闷；②大便溏薄，面色淡黄；③舌淡胖有齿痕，苔白腻，脉缓弱。

常用方剂：归脾汤加减。

3. 营血亏虚

辨证要点：①月经停闭数月，头晕眼花，心悸怔忡；②常伴少寐多梦，皮肤不润，面色萎黄；③舌淡，苔少，脉细。

常用方剂：四物汤加减。

4. 气滞血瘀

辨证要点：①月经停闭数月，小腹胀痛拒按；②精神抑郁，烦躁易怒，胸胁胀满，嗳气叹息；③舌紫暗或有瘀点，脉沉弦或涩而有力。

常用方剂：逍遥散合桃红四物汤加减。

5. 寒凝血瘀

辨证要点：①月经停闭数月，小腹冷痛拒按，得热则痛缓；②常伴形寒肢冷，面色青白；③舌紫暗，苔白，脉沉紧。

常用方剂：温经汤加减。

6. 痰湿阻滞

辨证要点：①月经停闭数月，带下量多，色白质稠，形体肥胖；②面浮肢肿，神疲肢倦，头晕目眩，心悸气短，胸脘满闷；③舌淡胖，苔白腻，脉滑。

常用方剂：苍附导痰汤加减。

（三）验案例举

[验案一]

武某，女，31岁。2017年3月18日初诊。

主诉：闭经5个月。

月经稀发一年，闭经5个月。13岁月经初潮，平素月经量尚可，近一年来月经不规律，2～3个月一行，量少、色红，无血块。末次月经：2016年10月20日，至今已停经5个月，近一周来小腹阵发性疼痛，服布洛芬片可缓解，为治疗，故来诊。就诊时舌淡红，苔薄白，脉沉细。

诊断：闭经；辨证为肝肾不足，寒凝气滞。治以温肾暖肝，养血活血，以温经汤加减。

处方：当归12g　　炒白芍15g　　川芎10g　　丹皮10g
　　　党参12g　　炙甘草6g　　肉桂3g　　姜半夏10g
　　　麦冬12g　　阿胶6g　　熟地15g　　山萸肉10g
　　　菟丝子12g　　巴戟天15g　　小茴香6g　　益母草15g
　　　吴茱萸6g

7剂颗粒，每日1剂，开水冲服。

二诊（2017年3月25日）：服药后，小腹胀痛减轻，舌淡红，苔薄白，脉沉细。继用上方去麦冬、山萸肉，改肉桂为桂枝10g，加泽兰15g、桃仁10g、红花8g，7剂。

三诊（2017年4月10日）：上药后，4月4日经行，量多，至今仍淋漓不尽，偶有头晕，胸胁胀满，心烦，腹痛怕冷，舌淡红，苔薄白，脉细，于上方中加止血之品，去活血之品。

处方：

熟地 15g	当归 12g	炒白芍 15g	川芎 10g
菟丝子 12g	炒白术 10g	姜半夏 10g	橘红 10g
茯苓 10g	茜草炭 12g	地榆炭 12g	乌贼骨 15g
山萸肉 10g	香附 10g	吴茱萸 6g	

7 剂颗粒，每日 1 剂，开水冲服。

四诊（2017 年 4 月 20 日）：服药后，经已净，仍觉心情烦闷，故加柴胡以疏肝理气，加阿胶 6g 以养血补血，去茜草炭、地榆炭。

五诊（2017 年 4 月 29 日）：正值经前，舌淡红，苔薄白，脉细涩，故于上方去乌贼骨、山萸肉等收敛之品，加益母草 15g、泽兰 15g，以活血调经。

处方：

熟地 15g	当归 12g	炒白芍 15g	川芎 10g
菟丝子 12g	炒白术 10g	姜半夏 10g	橘红 10g
茯苓 10g	香附 10g	吴茱萸 5g	阿胶 6g
益母草 15g	泽兰 15g		

7 剂颗粒，每日 1 剂，开水冲服。

上药后经行。七月时随访，患者诉两个月来月经基本正常。

按语：经水出诸肾，肾主生长发育生殖。患者月经稀发一年，量少，系先天肾气不足，肾阳失于温煦，肝失升发所致。阳虚宫寒，瘀阻气滞，则经水不行。治以温肾暖宫，养血活血，用温经汤加减。方中吴茱萸暖宫；肉桂温经散寒，通脉调经；当归、川芎养血活血调经；党参健脾补气；丹皮活血祛瘀，助当归、川芎通行血滞；白芍、甘草缓急止痛。经行腹痛加小茴香散寒止痛，月经量少加益母草养血活血调经，阿胶养血补血；熟地、山萸肉、菟丝子、巴戟天补肝肾；麦冬养阴除烦；半夏健脾祛湿。五诊后，患者月经恢复正常。

［验案二］

高某，女，43 岁。2017 年 4 月 10 日初诊。

患者 3 个月经闭不行，形体消瘦，面色萎黄，头晕眼花，心悸怔忡，失眠，心烦多梦，神疲乏力，舌淡白，苔薄白，脉细弱。

诊断：闭经（肝肾不足，肝郁血虚）。治以补益气血，养心安神，活血调经，方用四物汤合逍遥散加减。

处方：熟地 12g　　炒白芍 15g　　当归 12g　　　川芎 10g

　　　柴胡 10g　　　炒白术 10g　　茯苓 10g　　　菟丝子 12g

　　　炒酸枣仁 15g　龙骨 24g　　　牡蛎 24g　　　仙灵脾 12g

　　　炙甘草 3g　　　巴戟天 12g　　丹参 12g

　　　　　　　　　　　　　　　7 剂颗粒，每日 1 剂，早晚分服。

二诊（2017 年 4 月 19 日）：患者神疲乏力稍好转，心悸、失眠、多梦稍轻。前方去巴戟天、仙灵脾之温肾，加桃仁 10g、红花 10g、益母草 15g、泽兰 15g 以活血通经。

三诊（2017 年 4 月 25 日）：前方中去龙骨、牡蛎，益母草加至 20g，泽兰加至 20g，加桂枝 10g、柏子仁 15g，白芍改为赤芍 12g，丹参改为丹皮 10g。14 剂继服。

四诊（2017 年 5 月 13 日）：5 月 6 日患者月经来潮，量少，有血块，至今淋漓不断。现患者面色少华，头晕眼花减轻。以前方去桃仁、红花、益母草、泽兰、柏子仁、赤芍等活血通经之品，加龙骨、牡蛎各 24g、五灵脂 10g 以活血祛瘀，收敛止血；并以巴戟天 15g、仙灵脾 15g 温肾以复其元气。14 剂以巩固疗效。

按语：任主胞宫，为阴脉之海，冲为血海，二者共同主月事的来潮，与肝肾密切相关。若冲脉虚损，则妇女月经量少，色淡，经期推迟，甚则闭经。本案患者形体消瘦，面色萎黄，头晕眼花，月经 3 个月未来潮，即为肝肾亏虚，冲任虚损之征。故以四物汤补血活血，养血调经；白术、茯苓助脾之运化，以保血之化源；柴胡、白芍舒肝解郁；菟丝子、巴戟天、仙灵脾温补肾阳，以助冲任之运行。诸药合用，补脾胃、养肝血、温肾阳、调冲任。配合分期用药及对症治疗，故能起到较好的疗效。

[验案三]

辛某，女，41 岁，新城镇人。2015 年 11 月 7 日初诊。

症状：月经停闭数月，面色萎黄，带下量多，色白质稠，形体肥胖，小腹冷痛拒按，腰部酸痛，小便频数，舌紫暗，脉沉弦。

诊断：闭经（血虚夹瘀，肾虚夹寒）。治以补血活血，温经散寒，以桃红四物汤合温经汤加减。

处方：熟地 20g　　　当归 18g　　　川芎 12g　　　炒白芍 15g

　　　桃仁 10g　　　红花 10g　　　山药 15g　　　山萸肉 10g

　　　菟丝子 12g　　　吴茱萸 5g　　　桂枝 10g　　　益母草 20g

　　　泽兰 20g　　　川牛膝 12g　　　丹皮 10g

5 剂，每日 1 剂，水煎服。

二诊（2015 年 11 月 12 日）：患者月经已行，量少，小腹冷痛拒按稍轻，腰部酸痛减轻，舌下静脉转红，带下仍量多色白质稠，舌苔白腻。仍以原方去桃红合苍附二陈汤加减。

处方：熟地 20g　　　当归 18g　　　川芎 12g　　　炒白芍 15g

　　　菟丝子 12g　　　吴茱萸 5g　　　桂枝 10g　　　益母草 20g

　　　泽兰 20g　　　川牛膝 12g　　　丹皮 10g　　　半夏 10g

　　　陈皮 10g　　　茯苓 10g　　　香附 10g　　　炒苍术 10g

　　　枸杞 10g　　　巴戟天 15g　　　淫羊藿 15g

7 剂，每日 1 剂，水煎服。

三诊（2015 年 11 月 20 日）：患者诸症减轻，效不更方，以原方 7 剂继服。

四诊（2015 年 11 月 28 日）：患者带下量明显减轻，小便正常，月经又将来潮之前，诉口干。上方去陈皮、茯苓、香附、炒苍术、巴戟天、仙灵脾，加桃仁、红花、制首乌、麦冬、赤芍。

处方：熟地 20g　　　当归 18g　　　川芎 12g　　　炒白芍 15g

　　　菟丝子 12g　　　吴茱萸 5g　　　桂枝 10g　　　益母草 20g

　　　泽兰 20g　　　川牛膝 12g　　　丹皮 10g　　　半夏 10g

　　　枸杞 10g　　　桃仁 10g　　　红花 10g　　　制首乌 10g

　　　麦冬 10g　　　赤芍 10g

7 剂，每日 1 剂，水煎服。

五诊（2015 年 12 月 6 日）：患者月经来潮量中等。以上方去益母草、丹皮、半夏、枸杞、桃仁、红花、麦冬、赤芍。

处方：熟地 20g　　　当归 18g　　　川芎 12g　　　炒白芍 15g

　　　菟丝子 12g　　　吴茱萸 5g　　　桂枝 10g　　　泽兰 20g

　　　川牛膝 12g　　　制首乌 10g

10 剂继服。后随访半年月经正常。

按语：闭经的发病机理主要是冲任气血失调，有虚实两方面。虚者由于冲任亏败，源断其流；实者因邪气阻隔冲任，经血不通。本案患者虚实夹杂之证，营血亏虚，冲任气血衰少，瘀阻冲任，血海不能满盈，故见月经停闭；瘀阻胞脉，寒客胞中，血行不畅，故有小腹冷痛拒按；肾阳虚衰，故有腰部冷痛，小便频数；痰湿下注，损伤带脉，故带下量多，色白质稠。

首诊时患者苦于小腹冷痛而拒按，根据"急则治其标，缓则治其本"的原则，先予以活血温经，通络止痛以治其标；待腹痛缓解，减少活血化瘀之品，加用健脾化痰祛湿之味，以治其痰湿下注；带下减轻，继用活血化瘀之品以通其经；月经来潮后，则去活血化瘀药味，而用养血、补肾、温经之法以复其旧。

本案病机复杂，病理因素较多，故其治疗宜详分主次先后，而后对症下药。本案治疗步步为营，有条不紊，井然有序，故能获得良好的疗效。

七、产后恶露不绝

产后血性恶露持续 2 周以上，仍淋漓不断者，称为"恶露不绝"。相当于西医学的产后子宫复旧不全、胎盘胎膜残留、感染所致子宫内膜炎等疾病。

（一）病机概要

产后多虚多瘀，故产后恶露不绝的主要病机亦在于虚与瘀。虚证即脾肾虚衰，冲任不固；瘀证即瘀血内停，胞宫不宁。二者均可致气血运行失常，而有恶露淋漓不尽。

（二）常见证型、辨证要点及常用方剂

1. 脾肾亏虚

辨证要点：①产后恶露过期不止，量多，色淡红，质稀，无臭味；②常伴有精神倦怠，四肢无力，气短懒言，小腹空坠，面色白；③舌淡，苔薄白，脉缓弱。

常用方剂：固冲汤加减。

2. 血瘀内阻

辨证要点：①产后恶露过期不止，淋漓量少；②或突然量多，色暗有块；③或伴小腹疼痛拒按，块下痛减；④舌紫暗，有瘀点，脉弦涩。

常用方剂：生化汤加减。

（三）验案例举

李某，女，31岁，新城人。2017年7月10日初诊。

主诉：产后恶露淋漓不尽2月余。

患者产后61天，仍有恶露，淋漓不尽，夹有血块，色暗，量不多，心烦失眠，自汗，食欲差，舌淡质暗，脉虚涩。

诊断：产后恶露不净。证属气虚血瘀，以固冲汤加减。

处方：

黄芪 20g	山萸肉 10g	炒白术 10g	炒白芍 12g
煅龙骨 24g	煅牡蛎 24g	茜草炭 10g	五倍子 5g
棕榈炭 10g	乌贼骨 15g	菟丝子 12g	地榆炭 10g
炙甘草 5g	当归 12g		

7剂颗粒，每日1剂，开水冲服。

二诊（2017年7月17日）：出血已止，换用归脾汤加减。

处方：

黄芪 20g	党参 15g	炒白术 10g	当归 10g
炙甘草 5g	茯神 10g	远志 8g	酸枣仁 12g
木香 6g	龙眼肉 10g	炒白芍 10g	柴胡 10g
茯苓 10g	煅龙骨 24g	煅牡蛎 24g	山萸肉 10g

7剂颗粒，每日1剂，开水冲服。

三诊（2017年7月24日）：昨日又见一小块血块，上方去山萸肉，加茜草 10g。7剂，颗粒。

按语：产后多虚。根据本案病情特点，辨证为气虚下陷，冲任失固。证因气虚不能摄血，而致恶露不绝。故先以固冲汤益气健脾，固冲摄血。待恶露已尽，出血已止，则以归脾汤益气补血，以巩固疗效，恢复体质。

八、产后抑郁

产后抑郁是在分娩后出现情绪低落、精神抑郁为主要表现的症状，是产褥期精神综合征中最常见的一种类型。西医学称为"产褥期抑郁症"。本病一般在产后1周开始出现症状，产后4～6周逐渐明显，平均持续6～8周，甚则长达数年。与产后内分泌环境的变化及心理因素有关，是自限性短暂的心绪恶劣状态。

（一）病机概要

产后气血耗损，或思虑太过，心脾耗伤，致心神失养，而有精神抑郁、情绪低落。或者情志所伤，肝气郁结，而致精神抑郁。

（二）常见证型、辨证要点及常用方剂

1. 心脾两虚

辨证要点：①产后焦虑，忧郁，心神不宁，常悲伤欲哭，情绪低落；②常伴失眠多梦，健忘，精神萎靡；③神疲乏力，纳少便溏，面色萎黄；④舌淡，苔薄白，脉细弱。

常用方剂：归脾汤加减。

2. 肝气郁结

辨证要点：①产后心情抑郁，心神不安，夜不入寐；②或噩梦纷纭，惊恐易醒；③恶露量或多或少，色紫暗有块；④常伴胸闷纳呆，善太息；⑤苔薄，脉弦。

常用方剂：逍遥散加减。

精神抑郁，气血运行不畅，常致痰湿或者瘀血内停，在治疗中亦宜兼顾，兼有瘀血者加用活血化瘀之品，兼有痰湿者加用健脾祛湿化痰之品。

（三）验案例举

[验案一]

郭某，女，25岁。2017年5月20日初诊。

症状：产后2月余，近来患者精神抑郁，胸闷胁胀，口苦咽干，恶心呕吐，失眠多梦，舌红苔黄，脉弦数。

中医诊断：郁证（肝气郁结）；西医诊断：产后抑郁症。

治以养血健脾，疏肝解郁，宁心安神，以逍遥散合温胆汤加味。

处方：

当归12g	炒白芍15g	柴胡12g	茯苓10g
炒白术10g	炒枣仁20g	龙骨30g	牡蛎30g
远志8g	郁金10g	炙甘草5g	竹茹8g
枳实10g	姜半夏10g	黄芩10g	香附10g

7剂颗粒，每日1剂，开水冲服。

二诊（2017年5月27日）：患者诉精神抑郁，胸闷胁胀较轻，恶心呕吐好转，口苦咽干减轻，有时出汗纳呆。原方加浮小麦20g，合欢皮10g，神曲10g。7剂继服。

三诊（2017 年 6 月 2 日）：患者诉心情舒畅，胸闷胁胀及口苦明显减轻，出汗止，纳可，咽痛，舌红，苔薄黄，脉数。上方加连翘 12g，去神曲。7 剂。

四诊（2017 年 6 月 8 日）：患者诉情绪好转，胸闷胁胀大减，咽痛口苦消失，汗止，舌红，苔薄黄，脉缓。原方去浮小麦、连翘，7 剂以巩固疗效。

2017 年 7 月 10 日随访，患者自诉诸症已愈，故停药。

按语：患者性素谨慎，少言寡语，多愁善虑。复因产后家庭琐事，又不善言语，致肝气郁结，郁而化热。气结于内，故胸胁胀满；气郁化热，故口苦咽干；肝郁犯胃，故有恶心、呕吐；郁热扰心，则失眠多梦。舌质红，苔黄，脉弦数，均为气郁化火之征。

产后多虚，故其治疗不可一味戕伐，而宜顾护正气。故以逍遥散补肝血、疏肝气、健脾胃；合柴芩温胆汤除肝热，解肝郁。加用炒枣仁养心安神，远志宁心安神，龙骨、牡蛎重镇安神，郁金、香附加强疏肝解郁之功，全方合用共奏疏肝解郁，宁心安神之效。

[验案二]

刘某，女，33 岁。2016 年 9 月 3 日初诊。

主诉：产后焦虑半年余。

患者自生产后半年来焦虑、忧郁，心神不宁，常独自哭泣，情绪低落，伴有失眠，多梦，心悸，健忘，乏力，纳差，脘闷腹胀，舌淡，苔薄白，脉细弱。

诊断：产后郁证；辨证属心脾两虚夹肝郁。治以健脾疏肝，养心安神，以归脾汤合逍遥散加减。

处方：当归 10g　　炒白芍 12g　　柴胡 10g　　茯苓 10g

　　　炒白术 10g　　炙甘草 5g　　党参 12g　　黄芪 18g

　　　龙眼肉 10g　　茯神 10g　　远志 6g　　酸枣仁 12g

　　　木香 6g　　　炒枳实 6g　　焦神曲 10g　　炒麦芽 10g

5 剂颗粒，每日 1 剂，开水冲服。

二诊（2016 年 9 月 8 日）：药已，患者仍焦虑，喜悲伤欲哭，纳差，失眠健忘，自诉剖宫产伤口处腹壁有轻微疼痛，不伴红肿，在上方基础上将炒白芍加至 18g，加强止痛作用；炒白术加至 12g，加强健脾之功；加龙骨、牡蛎重镇安神；加桂枝 10g，寓桂枝甘草汤以补助心阳，平复心悸。五剂，颗粒。

三诊（2016年9月13日）：服上药后，诸症状明显好转，舌淡，苔白，脉细弱。守上方再服7剂，颗粒。

四诊（2016年9月22日）：患者精神症状明显好转，食欲、健忘、失眠亦较前明显改善，仍以前法调理善后。

按语："思出于心而脾应之"，产后失血，且思虑太过，暗耗心血，致心失所养，神明不守，故产后焦虑、抑郁、心神不宁；血虚不能养神，故喜悲伤欲哭，失眠多梦，心悸健忘。脾虚气弱，气血不足，故神疲乏力，纳差；气结于中，脾失运化，故脘闷腹胀；舌淡，苔白，脉细弱为心脾两虚之证。故采用归脾汤健脾益气，养心安神。一诊中，归脾汤中加入白芍、柴胡疏肝理气；焦神曲、炒麦芽消食化积健脾；炒枳实破气消积。二诊中，伤口腹壁处隐痛，故将炒白芍加至18g以止痛；炒白术加至12g加强健脾之功；龙骨、牡蛎重镇安神；桂枝与甘草相配益心阳，平心悸。三诊后，效不更方，经过治疗，心脾得旺，心神得养，气机得畅，故焦虑得消。

九、产后缺乳

产后哺乳期内，产妇乳汁甚少，甚至无乳可下，称为"缺乳"。

（一）病机概要

乳汁为血所化，赖气以行。如气血亏虚，或者脾胃虚弱，运化失司，气血化生无源，均可致缺乳。如气机郁结，或者痰浊阻滞，气血运行不畅，或者乳络不通，亦可导致缺乳。故缺乳一证，有虚实之分。临床常见证型有气血虚弱、肝郁气结、痰浊阻滞。

（二）常见证型、辨证要点及常用方剂

1. 气血虚弱

辨证要点：①产后无乳，或乳汁点滴清稀，乳房松软；②伴面色白，头晕乏力，纳谷欠馨；③舌淡，苔薄白，脉细弱。

常用方剂：通乳丹（《傅青主女科》）加减。

2. 肝郁气结

辨证要点：①产后乳汁不行或量少不畅，乳房胀硬而痛，痛引两胁；②常伴情志抑郁，食欲不振；③舌质红，苔薄白，脉弦。

常用方剂：通乳丹合逍遥散加减。

3. 痰浊阻滞

辨证要点：①乳汁甚少或无乳可下，乳房硕大，乳汁不稠；②形体肥胖，胸闷痰多，纳少便溏；③舌淡胖，苔腻，脉沉细。

常用方剂：通乳丹合六君子汤加减。

因产后气血耗伤，产妇多为气血虚弱之证，临床治疗以补气养血通乳为主，故临床各证型多以通乳丹加减治疗。

（三）验案例举

[验案一]

曹某，女，27岁。2016年9月15日初诊。

主诉：产后乳少2月。

患者于2016年7月顺产一女，产后食欲不振，乳汁明显不足，质稀，乳房不胀，伴面色少华，乏力，时有心悸，纳少。舌质淡，苔薄白，脉细弱。

诊断：产后缺乳（气血虚弱）。治以补气养血，佐以通乳，通乳丹加减。

处方：黄芪24g　当归15g　路路通12g　王不留行12g
　　　通草3g　炙甘草3g　麦冬15g　益母草12g
　　　党参15g　桔梗5g　川芎8g

7剂颗粒，每日1剂，开水冲服。

二诊（2016年9月22日）：药已，患者精神好转，乳汁仍偏少，质稀，舌淡，苔白，脉细弱。仍按上方服7剂颗粒。

三诊（2016年10月1日）：口服中药后，乳汁较前稍增多，食欲较前增加，心悸、乏力症状较前有所改善，近2日腰酸冷痛，效不更方，在原方基础上加入鹿角胶6g，以补肾阳，益精血。7剂，颗粒。

四诊（2016年10月10日）：药已，乳汁量明显增多，腰酸冷痛亦好转，心慌、乏力症状已消失。

按语：产后气血虚弱，乳汁化源不足，无乳可下，故乳汁少，乳汁稀薄。乳汁不充，故乳房无胀感；气虚血少，不能上荣头面四肢，故面色少华，倦怠乏力；舌淡，苔薄白，脉细弱，为气血虚弱之征。故以通乳丹补气养血，佐以通乳。方中党参、黄芪补气，当归、麦冬养血滋阴，桔梗、通草理气通络，王不留行通络下乳，川芎活血行气，益母草活血利水，炙甘草调和诸药。全方补气养血，疏经通络，气血充足，乳络通畅，则乳汁自出。

［验案二］

史某，女，30岁。2017年2月8日初诊。

主诉：产后乳少半月。

患者自顺产后，半月来乳汁分泌日渐稀少，伴食欲不振，头晕乏力，面色少华，心烦，乳房无胀感，舌淡，苔白，脉细。为进一步治疗，故来诊。

诊断：产后缺乳。证属气血虚弱，治以补气养血，通络下乳。以通乳丹加减。

处方：黄芪24g　　当归12g　　桔梗6g　　路路通12g
　　　王不留行12g　通草3g　　炙甘草5g　穿山甲2g
　　　麦冬15g　　川芎8g　　益母草12g　柴胡6g

　　　　　　　　　　　　7剂颗粒，每日1剂，开水冲服。

二诊（2017年2月16日）：药已，乳汁分泌较前稍增多，食欲较前好转，仍觉头晕乏力，舌淡，苔白，脉细。效不更方，守方再服7剂。

三诊（2017年2月24日）：口服中药后，乳汁分泌较前明显增多，头晕、乏力、心烦均好转。

按语：本患者系产后气血不足，乳汁生化无源，加之肝气郁结，故致乳少。气血亏虚，不能上荣头面，故头晕乏力，面色少华，舌淡，苔白，脉细，为气血两虚之征。故以通乳丹补气血，通络下乳；并以柴胡6g疏肝行气，起画龙点睛之效。全方共奏补气血，通络下乳，兼以疏肝之功。气血得调，肝气得舒，气血旺，则乳汁充。

十、产后身痛

产褥期间出现肢体关节酸楚、疼痛、麻木、重着感者，称为"产后身痛"。

西医学产褥期因风湿、类风湿引起的关节痛及产后坐骨神经痛、多发性肌炎出现类似症状者，可与本病互参。

（一）病机概要

产妇由于分娩失血，耗损精力，百脉空虚，易致筋肉关节失于濡养而患身痛。且气血亏虚，腠理不固，易感受外邪，使气血运行受阻，亦易患身痛。

故临床产后身痛常见证型皆以气血亏虚为本，邪气阻滞为标。治疗宜以补气养血为主，兼以祛邪通络。

（二）常见证型、辨证要点及常用方剂

气血亏虚

辨证要点：①产后遍身关节疼痛，肢体酸楚、麻木；②伴面色萎黄，头晕心悸，气短懒言；③舌淡红，苔薄白，脉细无力。

常用方剂：黄芪桂枝五物汤加减。

其中，伴卫表不固者，合用玉屏风散加减；伴气虚自汗者，合用牡蛎散加减；伴风寒外袭者，合荆防败毒散加减；伴寒湿困阻者，合九味羌活汤加减；伴瘀血阻络者，合身痛逐瘀汤加减。

（三）验案例举

[验案一]

杨某，女，28岁。2017年5月3日初诊。

主诉：产后身痛1月余。

患者1月前生产后，因感受风邪出现身体疼痛，伴见骨节痛，肢体麻木感，遇风加重，患者自觉出汗较重。故来诊。患者面色萎黄，精神一般，痛苦貌，乳汁偏少，余未见明显异常。纳食尚可，二便调。舌淡苔白，脉沉细。

诊断：产后身痛（气血虚弱，外感风邪）。治以补气养血，祛风通络，以黄芪桂枝五物汤加减。

处方：黄芪 24g	当归 12g	桂枝 10g	炒白芍 15g
川芎 10g	秦艽 10g	鸡血藤 20g	路路通 12g
煅龙骨 24g	煅牡蛎 24g	炙甘草 6g	浮小麦 20g
徐长卿 12g	熟地黄 15g	党参 12g	焦白术 10g
黄柏 10g	知母 6g	鹿角片 6g	

7剂颗粒，每日1剂，开水冲服。

二诊（2017年5月9日）：患者一诊服药后身痛较前减轻，仍感肢体麻木，自汗出。纳食尚可，二便调。舌淡苔白，脉沉细。

处方：黄芪 24g	当归 12g	桂枝 10g	炒白芍 15g
川芎 10g	秦艽 10g	鸡血藤 20g	路路通 12g
煅龙骨 24g	煅牡蛎 24g	炙甘草 6g	浮小麦 20g

徐长卿 12g   熟地黄 15g   党参 12g   焦白术 10g

黄柏 10g

7 剂颗粒，每日 1 剂，开水冲服。

三诊（2017 年 5 月 16 日）：患者二诊服药后诸症均较前减轻，继服上方以巩固疗效。7 剂，颗粒剂，水冲服，早晚分服。

按语：产后身痛主要是产后营血亏虚，经脉失养或风寒湿邪乘虚而入，稽留关节、经络所致。本案患者素体气血虚弱，产时产后失血过多，或产后虚损未复，阴血亏虚，四肢百骸空虚，经脉关节失于濡养，加之患者起居不慎，感受风邪，风邪稽留关节，气血运行不畅，瘀血阻络致肢体麻木、疼痛。治疗上予黄芪桂枝五物汤补气养血，祛风通络。

[验案二]

车某，女，35 岁。2016 年 3 月 5 日初诊。

主诉：产后身痛 1 月余，加重伴自汗 3 天。

患者 1 月前生产后出现身痛，骨节痛，肢体有沉重及麻木感，遇寒加重。3 天前患者自觉上述症状较前加重，并伴自汗出，患者为求诊治，故来诊。患者面色萎黄，精神一般，痛苦貌，余未见明显异常。纳食尚可，二便调。舌淡苔白，脉沉细。

诊断：产后身痛（气血虚弱兼见风寒）。治以补气养血，祛风散寒，玉屏风散合蠲痹汤加减。

处方：黄芪 20g   党参 12g   炒白术 10g   防风 10g

羌活 10g   徐长卿 12g   桂枝 8g   赤芍 12g

姜黄 10g   细辛 3g   知母 10g   炙甘草 5g

煅龙骨 24g   煅牡蛎 24g   浮小麦 20g   鸡血藤 20g

当归 10g   川芎 8g

5 剂颗粒，每日 1 剂，开水冲服。

二诊（2016 年 3 月 10 日）：患者服药后诸症均较前减轻，纳食尚可，二便调。舌淡苔白，脉沉细。继服上方 5 剂，颗粒剂，水冲服，早晚分服。

三诊（2016 年 3 月 16 日）：患者二诊服药后身痛基本未再发作，偶感肢体沉重及麻木，自汗出较前明显减轻，纳食尚可，二便调。舌淡苔白，脉沉细。

处方：黄芪 20g   党参 12g   炒白术 10g   防风 10g

羌活 10g	徐长卿 12g	桂枝 8g	赤芍 12g
姜黄 10g	细辛 3g	知母 10g	炙甘草 5g
煅龙骨 24g	煅牡蛎 24g	浮小麦 20g	鸡血藤 20g
当归 10g	川芎 8g		

5 剂颗粒，每日 1 剂，开水冲服。

按语：此案例产后身痛主要是气血虚弱、卫气不固，兼受风邪所致，治疗上予玉屏风散合蠲痹汤加减，以玉屏风散益气固表止汗为主，以蠲痹汤祛风通络止痛为辅，加桂枝、细辛、徐长卿增强祛风止痛之功，加煅龙骨、煅牡蛎、浮小麦固表敛汗，加行血补血的鸡血藤以增强活血之力，寓治风先治血，血行风自灭之意，加知母以制约黄芪、桂枝、细辛燥热之性。1 个月后电话随访，患者诸症消除。

第三节　其他杂病

一、咳嗽

[验案一]

段某，女，4 岁。2017 年 5 月 4 日初诊。

主诉：咳嗽 5 天。

病史：患者 5 天前受凉后咳嗽、低热，在医院输液 4 天未愈。现咳嗽、低热，伴鼻塞，流浊涕，咽红微痛，夜卧不安，舌淡红，黄白苔，脉滑数。

诊断：咳嗽（外感风寒，入里化热）。治以扶正祛风，止咳利咽，以小柴胡汤加减。

处方：柴胡 10g	黄芩 6g	清半夏 5g	党参 8g
炙甘草 3g	金银花 6g	连翘 10g	桔梗 5g
射干 8g	炙杏仁 6g	炒苍耳子 6g	防风 5g
煅龙骨牡蛎^各15g	知母 6g	生姜 3g	大枣 6g

3 剂颗粒，每日 1 剂，早晚分服。

二诊（5 月 30 日）：自诉喝完 3 剂即愈，今又咳嗽发作，仍有低热，流涕，咽红，症状基本同上，遂又给原方 3 剂。

按语：小儿为纯阳之体，受邪最易化热。本案虽为受凉所致，但从阳化热，故现一派热象。本方中柴胡透解邪热，疏达经气；黄芩清泄邪热；金银花、连翘辛凉轻宣，透泄散邪，清热解毒；清半夏和胃降逆；党参、炙甘草扶助正气，抵抗病邪；生姜、大枣和胃气，生津液；桔梗、射干清热解毒而利咽喉；杏仁止咳平喘、润肠通便，据现代研究，杏仁服后，会产生微量氢氰酸，能抑制呼吸中枢，达到镇咳平喘的目的；苍耳子散风除湿，通鼻窍；煅龙骨、煅牡蛎宁心安神、收敛固涩；知母清热泻火，生津润燥。

柯韵伯认为：小柴胡汤为"少阳枢机之剂，和解表里之总方"，不仅善于治疗少阳经证，能解半表半里之邪，而且善治太阳表证，可祛在表之邪。本方既为少阳病之主方，理当出于少阳病篇，而《伤寒论》中却出在太阳中篇，可见本方原可治太阳病，为太阳与少阳统治之方。另小柴胡汤加桔梗，名柴胡桔梗汤，可用于治疗春嗽。

[验案二]

文某，女，41岁。2017年3月8日初诊。

患者于1月余前感受风寒后出现咳嗽，经西医输液治疗未愈，故来就诊。就诊时症见咳嗽痰多，伴胸闷气紧，咽中痒痛，口苦。舌淡红，苔薄白，脉弦滑。

诊断：慢性咳嗽（痰湿阻肺，三焦郁热）。治以和解少阳，化痰止咳，以小柴胡汤合止嗽散合二陈汤加减。

处方：党参12g　　苏子10g　　法半夏10g　　橘红10g

前胡10g　　炙百部10g　　炙杏仁10g　　茯苓10g

柴胡12g　　黄芩10g　　炒枳壳10g　　百合12g

射干12g　　细辛3g　　五味子5g

3剂颗粒，每日1剂，开水冲服。

二诊（2017年3月11日）：咳嗽减轻，仍感胸胁不舒，咽喉疼痛明显，加炒白芍18g、延胡索10g、连翘15g疏肝解郁，行气活血，清热解毒；去五味子，继服3剂。

三诊（2017年3月16日）：咳嗽大有好转。加金银花20g，改汤剂继服5剂后痊愈。

按语：患者脾胃素虚，水湿运化不利，聚而成痰，上客于肺。加之风寒外袭，导致肺失宣降，肺气上逆发为咳嗽、咳痰。痰浊阻滞日久，三焦不利，郁而化热，故有胸闷、口苦、咽中痒痛等症。故用小柴胡汤合二陈汤、止嗽散以健脾化痰，宣降肺气，疏利三焦。方中党参益气，苏子化痰止咳；法半夏、橘红燥湿化痰；前胡降气止咳；炙百部、炙杏仁润肺止咳；茯苓健脾化湿；柴胡、黄芩清解少阳郁热；枳壳理气止咳；百合养阴润肺止咳；射干清利咽喉；细辛、五味子温化寒饮，敛肺止咳。

[验案三]

安某，女，50岁。2017年1月2日初诊。

主诉：间断咳嗽伴发热3天。

患者3天前感冒后出现鼻塞，咳嗽，咳痰，痰色黄稠，不易咳出，伴咽痛、发热，体温最高达37.8℃，自觉胸胁胀满，自汗出，自行口服止咳化痰颗粒及布洛芬颗粒，效果欠佳，故来诊。就诊时患者急性病容，精神尚可，听诊双肺底可闻及少许细湿啰音，呼吸音粗，测体温37.5℃，纳差，睡眠一般，无口干、口苦，大小便尚可。舌红，苔薄黄，脉浮数。胸片回报：双肺纹理增粗。

诊断：咳嗽（风热犯肺）。治以疏风清热，宣肺化痰，以小柴胡汤加减。

处方：

柴胡15g	黄芩12g	桔梗10g	炒枳壳10g
党参12g	射干15g	连翘15g	炙甘草5g
姜半夏10g	当归10g	鱼腥草20g	炙杏仁10g
紫菀10g	百部10g	生姜6g	大枣10g

5剂颗粒，每日1剂，开水冲服。

二诊（2017年1月7日）：患者服上方后，咳嗽、咳痰较前减轻，仍自觉鼻塞、胸胁胀满，咽痛较前好转，时有发热，自汗出。纳尚可，睡眠可，二便尚可。舌红苔薄黄，脉浮数。以原方去杏仁、百部，加炒苍耳子10g，5剂颗粒继服。

三诊（2017年1月13日）：患者二诊服药后自觉诸症均较前好转，自汗症状仍然存在，伴有乏力、恶风，纳尚可，睡眠可，二便尚可。舌红，苔薄黄，脉弦。二诊方中去紫菀，加黄芪、防风，合玉屏风散意，以祛邪益气，固表敛汗。

四诊（2017年1月18日）：患者三诊服药后，咳嗽、咳痰、鼻塞、发热等症消失，仍有自汗、乏力、恶风。纳尚可，睡眠可，二便尚可。舌红，苔薄黄，脉弦。以三诊方中加煅龙骨、煅牡蛎以增强敛汗之功。

按语：咳嗽的病因有外感、内伤两大类。外感咳嗽为六淫外邪侵袭肺系；内伤咳嗽为脏腑功能失调，内邪干肺。不论邪从外入，或自内而发，均可引起肺失宣肃，肺气上逆作咳。本案患者系风热犯肺后，肺失清肃而咳嗽气粗，肺热伤津则咽痛；肺热内郁，蒸液成痰，故咳吐黄痰，痰稠色黄，不易咳出；风热犯表，卫表不和而见汗出、发热等症；舌红，苔薄黄，脉浮数皆是风热在表之证。方用小柴胡汤加减疏散风热，宣肺化痰。方中柴胡轻清升散、疏邪透表，黄芩清少阳相火，二者配合一散一清，共解少阳之邪；半夏和胃降逆，散结消痞；党参、甘草、生姜、大枣益胃气、生津液、和营卫，既扶正以祛邪，又实里而防邪入；连翘、射干、桔梗、鱼腥草、杏仁、紫菀、百部清热解毒，祛痰利咽；枳壳理气宽中；当归补气养血。患者一诊服药后咳嗽较前减轻，仍感鼻塞，二诊于原方减杏仁、百部，加炒苍耳子以增强通鼻窍之功；三诊患者咳嗽诸症均有所减轻，自觉自汗出、恶风，于二诊方中减紫菀，加黄芪、防风以加强补气固表之效；四诊患者咳嗽消失，仍觉自汗出，于三诊方中加煅龙骨、煅牡蛎以增强敛汗之功。于1个月后电话回访，患者自汗出较前明显好转。

[验案四]

王某，女，32岁。2015年8月14日初诊。

患者2个月前流产后受凉，一直间断咳嗽，伴有头痛、喘息，曾服用消炎药（阿莫西林）、止咳药（祛痰止咳胶囊），效果不明显，为进一步治疗，故来诊。就诊时症见咳嗽、咳痰，痰量多色白质稀，伴有胸闷、气促、喘息，天气变化时尤为明显。患者精神、食欲差，二便正常。查体：面色淡白，痛苦面容，双肺呼吸音粗，有喘息音，心腹无异常，舌苔白腻，舌质淡红，脉滑细。

诊断：咳喘（气虚痰饮）。

治法：祛痰止咳，补肺平喘。六君子汤合小青龙汤加减。

处方：黄芪15g　　党参12g　　炒白术10g　　茯苓10g

　　　橘红8g　　　姜半夏10g　　苏子10g　　　黄芩10g

　　　枳实10g　　厚朴12g　　　桂枝6g　　　　白芍12g

　　　炙杏仁10g　五味子6g　　炙甘草6g　　　细辛3g

　　　　　　　　　　　　　　　5剂颗粒，每日1剂，开水冲服。

二诊（2015年8月24日）：患者精神、食欲较前好转，咳嗽、咳痰及喘息症状减轻，自觉口干，舌质淡红，苔白腻，脉滑细。

处方：生黄芪 15g　麦冬 12g　党参 12g　姜半夏 10g

橘红 10g　炒枳壳 10g　苏子 10g　茯苓 10g

厚朴 12g　五味子 6g　桂枝 6g　炒白芍 12g

细辛 3g　竹叶 6g　当归 10g　川芎 10g

杏仁 10g

10 剂颗粒，每日 1 剂，开水冲服。

三诊（2017 年 5 月 22 日）：患者精神好，食欲佳，二便正常。咳嗽、咳痰及喘息症状已不显。查体：双肺呼吸音清，未闻及干湿性啰音。以香砂六君丸巩固治疗。半月回访患者，咳嗽、喘息已消失。

按语：咳嗽、咳痰、胸闷、气促、喘息及舌苔白腻、脉细滑均为痰涎壅肺，宣降不利所致。精神、食欲差为脾胃虚弱、运化失司之象。故以六君子汤健脾益气，燥湿化痰；黄芪扶正固表，补益肺气；苏子、杏仁降气化痰，止咳平喘；五味子敛肺滋肾；厚朴、枳实宽胸理气燥湿；桂枝与白芍调和营卫；细辛解表散寒，温肺化饮，祛风止痛。诸药合用，健脾化痰以杜生痰之源，调和营卫、补益肺气以祛在表余邪，开胸理气、降气化痰以止咳喘之症。二诊亦以本方加减，故能达到健脾化痰，宣降肺气，止咳平喘之功。

二、胸痹

[验案一]

朱某，女，58 岁。2017 年 3 月 10 日初诊。

患者素有"冠心病"多年，2 个月前劳累后出现胸憋闷、气短，曾口服复方丹参片，效果不明显。近 1 周来症状加重，且有头晕、乏力症状，故来诊。就诊时患者睡眠欠佳，饮食尚可，二便正常。面色淡白，痛苦病容。心肺无病理性体征，腹部无异常，舌质略暗，舌苔白腻，脉细涩。心电图示：ST 段轻微下移。

诊断：胸痹（气虚痰湿，瘀血阻络）。

治法：行气活血，祛痰化瘀。血府逐瘀汤合六君子汤加减。

处方：党参 15g　旱半夏 10g　陈皮 10g　茯苓 12g

瓜蒌 18g　柴胡 12g　赤芍 15g　枳实 10g

当归 15g	川芎 10g	桃仁 10g	红花 10g
丹参 20g	砂仁 8g	葛根 20g	红景天 15g
莪术 10g	龙骨 20g	炙甘草 6g	

7剂，每日1剂，水煎服。

二诊（2017年3月22日）：患者自觉胸憋闷、气短较前稍减轻，仍觉头晕、乏力，近2日感腰困、口苦，舌质暗，舌苔白腻，脉细涩。

处方：
党参 15g	旱半夏 10g	柴胡 15g	黄芩 12g
黄连 5g	瓜蒌 18g	枳实 10g	桂枝 8g
丹参 20g	葛根 20g	桃仁 10g	红花 10g
橘红 10g	赤芍 15g	龙骨 30g	牡蛎 30g
炙甘草 6g	桑寄生 15g		

7剂，每日1剂，水煎服。

三诊（2017年4月1日）：患者仍阵发性胸部憋闷、气短，症状明显缓解，睡眠亦较前改善，腰困、头晕乏力明显减轻，舌质淡暗，舌苔白腻，脉细涩。效不更方，仍以二诊方治疗。

四诊、五诊、六诊：患者诸症逐渐好转，继续以二诊方加减治疗。

七诊（2017年6月6日）：患者腰酸困症状已消失，活动后偶有胸憋闷、气短、乏力、口苦症状不显。舌苔薄白腻，脉涩。原方去桑寄生，7剂巩固治疗。

按语：胸痹病机为心脉痹阻，病位在心，涉及肝脾肾肺等脏。本案患者胸憋闷、气短、头晕、乏力、睡眠欠佳、舌质略暗、舌苔白腻、脉细涩，属气虚痰湿、瘀血阻络所致胸痹，治法应以补气活血、祛痰通络为主，方用血府逐瘀汤合六君子汤化裁。血府逐瘀汤出自王清任《医林改错》，具有活血化瘀，行气止痛之功效，主治胸中血瘀证；六君子汤具有益气健脾、燥湿化痰功效，主治脾胃气虚兼痰湿证，二者合用益气健脾，祛痰化瘀。一诊中党参、半夏、陈皮、茯苓、砂仁、炙甘草健脾祛湿化痰；柴胡、赤芍、枳实、当归、川芎、桃仁、红花、丹参、瓜蒌、莪术、红景天共奏活血化瘀，宽胸行气止痛之效；龙骨、牡蛎重镇安神；葛根生津止渴，现代研究有改善冠脉血流之效。二诊中患者胸憋闷减轻，出现腰酸困、口苦，于一诊中加入黄芩、黄连清热，加入桑寄生补肝肾，强腰膝。二诊口服中药后，患者感觉胸憋闷明显好转，效不更方，三诊、四诊、五诊、六诊处方同前。七诊中患者腰酸困消失，余症状亦好转，继续以二诊方去桑寄生，药已，劳累后胸憋闷、气短等症状已消失。

[验案二]

张某，男，82岁。2016年11月30日初诊。

主诉：胸部憋闷、疼痛20余日。

患者于20余日前外伤致右侧大腿肿胀，住院治疗。3天后出现胸部憋闷不适，伴有疼痛，改变体位时尤著，致活动受限，疼痛呈刺痛。经治疗，右侧大腿肿胀好转，胸部憋闷疼痛未见减轻，故出院观察。近3天来患者胸部憋闷疼痛不减反增，故来就诊。时胸部憋闷不适，改变体位或咳嗽时胸中刺痛，活动受限。食纳好，二便正常。舌淡红，苔薄白，舌下可见瘀络，脉弦而涩。

诊断：胸痹（气滞血瘀）。治以活血行气，以血府逐瘀汤加减。

处方：柴胡 12g　　炒白芍 24g　　枳实 12g　　炙甘草 6g

桃仁 9g　　红花 8g　　当归 15g　　香附 12g

郁金 12g　　川牛膝 12g

3剂，每日1剂，水煎服。

二诊（2016年12月5日）：患者自诉胸部憋闷不适明显好转，活动受限明显减轻，活动或者咳嗽时胸部刺痛好转。口不干不苦，食欲好，二便正常，舌脉同前。仍以前方加减。

处方：柴胡 15g　　炒白芍 24g　　枳实 12g　　炙甘草 6g

桃仁 9g　　红花 9g　　赤芍 12g　　当归 15g

川芎 12g　　郁金 12g　　苏木 9g

3剂，每日1剂，水煎服。

按语：患者初为外伤致右下肢肿胀，而后出现胸部憋闷疼痛，究其原因，在于外伤后经络受伤，气血运行阻滞不畅，故有右下肢肿胀。外周气血运行不畅，日久必累及居于胸中的气血之主—心、肺。患者年过八旬，脏腑功能衰退，外周气血瘀滞，更易影响胸中宗气"贯心脉而行气血"的作用，故有胸部憋闷（气滞）、刺痛（血瘀）。

故以血府逐瘀汤加减以行气活血、化瘀通络。二诊时胸闷明显减轻，疼痛仍在，故加苏木。《本草经疏》中说："苏方木，凡积血与夫产后血胀闷欲死，无非心、肝二经为病，此药咸主入血，辛能走散，败浊瘀积之血行，则二经清宁，而诸证自愈"。《医林纂要》说："补心散瘀，除血分妄作之风热"。

此外，经络脏腑，本为一体，二者相互影响。脏腑功能失常，可致经络瘀滞；经络瘀滞，亦可影响到脏腑运行。故而临床常可见肢体外伤患者，日久出现脏腑功能失常表现。不可不知，不可不慎！

[验案三]

安某，女，52岁。2015年12月2日初诊。

主诉：胸闷不适20余日。

患者于20余日前出现胸闷不适，经口服药物好转（具体用药、用量不详）。刻下症见：胸闷，间断性刺痛，放射至背部，左侧第五、六胸肋结合部压痛，活动后气短，双手手指凉。舌淡，苔白薄腻，略水滑，舌下色淡。脉寸关滑，尺沉弱。

诊断：胸痹（痰湿瘀阻）。治以宽胸化痰，理气通阳宣痹，以瓜蒌薤白半夏汤合四逆散加减。

处方：瓜蒌30g   薤白12g   半夏12g   桂枝9g

      枳实12g   炒白芍12g   柴胡12g   炙甘草6g

      炒麦芽12g   焦神曲12g

5剂，每日1剂，水煎服。

二诊（2015年12月12日）：服上剂后，胸部症状消失，左侧第五、六胸肋结合部无压痛，偶有发作性刺痛，可自行缓解。双手手指稍温。淡红，苔薄略腻，略滑。左寸沉滑而缓，右关脉缓滑。仍以原方加味。

处方：瓜蒌30g   薤白12g   半夏12g   桂枝9g

      枳实12g   炒白芍12g   柴胡12g   炙甘草6g

      炒麦芽12g   陈皮12g   红花6g   茯苓12g

5剂，每日1剂，水煎服。

按语：《灵枢·海论》中说："气海有余，则气满胸中，悗息面赤"。气海即为胸中，胸中之气因各种原因不得宣通，郁结于胸中，故有气满胸中、悗息。

本案见症为胸闷，活动后气短，以为"气海有余"之证。然气海有余需究其所因，本案除胸闷外，并无其他兼症。舌苔白薄腻，脉滑为痰湿见症，故以瓜蒌薤白半夏汤化痰浊、畅气机，以除胸闷。合四逆散者，以胸部为肝经循行所过，以四逆散助开胸理气之功。二诊时胸闷症状及左侧第五、六胸肋结合部压痛消失，上腹部抵抗感亦消失。但仍有发作性刺痛，提示有瘀血内阻，故加红花以通络中之血。脉仍滑，且舌苔滑，故加陈皮、茯苓，参二陈汤化痰之意，且以茯苓利水渗湿以化饮。

[验案四]

张某，女，40岁。2015年10月22日初诊。

主诉：胸部憋闷1周。

患者于1周前无明显诱因出现胸部憋闷不适、气塞、短气，以长舒为快，卧位时尤为明显，平卧即觉气塞、短气，未予治疗。就诊时症见：胸部憋闷、气塞、短气，呼吸以长舒为主，卧位时明显。表情抑郁，食欲可，大小便正常。舌质淡，边有齿痕，苔薄白，脉寸滑，关左弦，右沉缓。

病史：自述脾胃素虚，常有头痛，两侧为甚，头痛时伴有恶心欲呕。近两年来发作次数少。

诊断：胸痹（痰气交阻）。治以理气化痰，以茯苓杏仁甘草汤合四逆散加减。

处方：茯苓 24g	杏仁 12g	炙甘草 6g	柴胡 12g
白芍 9g	枳实 12g	陈皮 30g	神曲 12g
炒谷麦芽^各12g	生姜 9g		

3剂，每日1剂，水煎服。

二诊（2015年10月26日）：服上剂后，患者自诉胸部憋闷及短气症状明显好转，平卧位时仍觉气短。继服原方3剂，观察患者病情变化。

按语：患者初诊时仅有气塞、短气，卧位明显，余无明显指征，辨证无处着手，只好求助于舌诊。患者舌淡，边有齿痕，提示内饮停聚；寸脉滑，可辨为上焦痰饮较盛，正与胸闷、气塞、短气病位相合。故可辨为上焦痰饮停聚，闭阻胸阳。且患者素体脾虚，水湿不化，为生痰之源。关脉左弦，为肝郁之象，故表情抑郁。右关沉缓为脾虚湿盛之候。

依据舌脉及诸症，可推断病由经过：患者脾胃素虚，水湿不化，日久而聚为痰饮。脾为生痰之源，肺为储痰之器，"游溢精气，上传于肺"，而肺不能"水津四布，五经并行"，故水饮停于上焦，闭阻胸阳，故有气塞、短气。加之患者情绪不畅（表情抑郁，左关弦），故症状表现突出。

故以茯苓杏仁甘草汤合四逆散治之。茯苓杏仁甘草汤化饮，"茯苓淡渗散结，是有形之饮，杏仁苦温下降，是无形之气，二者合而痹者斯开，塞者斯通"（《本草思辨录·杏仁》）；四逆散理气解郁，且方中含橘枳姜汤以"行气开郁，和胃化饮"，故可起"气行痹散，胃气因和，而胸脘气塞之症自除"（《金匮要略方论》）之效。

三、心悸

[验案一]

李某，女，35岁。2017年5月8日初诊。

主诉：心悸、气短3天。

病史：3天前出现心悸，头晕，疲乏无力，夜眠多梦，烦躁易怒，五心烦热，舌质暗红，无苔，脉沉细而结代。

诊断：心悸。证属气阴两虚，治以补气养血，滋阴复脉，以炙甘草汤加减。

处方：
炙甘草 12g	太子参 15g	桂枝 5g	天冬 12g
麦冬 12g	生地黄 18g	阿胶（烊化）8g	炙黄芪 15g
丹参 15g	远志 12g	柏仁 12g	枣仁 12g
生龙骨 24g	生牡蛎 24g	佛手片 12g	

6剂，每日1剂，水煎服。

二诊（2017年5月14日）：自觉症状减轻，五心烦热已退，睡眠好转，脉细，律齐，舌质淡暗，苔薄白。原方再服5剂，诸症皆消。

按语：《伤寒论》载："伤寒脉结代，心动悸，炙甘草汤主之。"本案是以心血不足，不能养心，故致惊悸。心血亏耗，不能上荣于脑，见头晕、头痛，阴亏于内，虚火内动，见多梦、烦躁易怒。阴亏内热，见五心烦热。心气不足，心血亏耗，见疲乏无力。舌质暗红、无苔为阴虚内热，血行瘀滞之象。故用炙甘草汤加减，以益气养血，滋阴复脉，理气安神为治。炙甘草甘温复脉，生黄芪、太子参以补气，桂枝通阳，生地黄、天门冬、麦门冬、阿胶、焦远志、柏仁、杏仁以滋阴补血、养心阴，生龙骨、生牡蛎以安心神，佛手片以理气，丹参以活血。全方以养心阴、补心气、活血脉，使脉律较快恢复，症状较快消失。

[验案二]

何某，男，40岁。2017年6月14日初诊。

主诉：间断心悸、失眠3个月，加重2天。

患者3个月前因与人吵架后出现心悸不宁，时感惊恐、害怕，失眠少寐，多梦易醒，每晚只可睡3～4小时，睡眠质量差，且伴有心烦，自汗。自服镇静安神药（朱砂安神丸、归脾丸），症状未见明显好转。2天前患者自觉上述症状较前有所加重，伴食少纳呆，故来诊。就诊时患者精神差，二便尚可。查体：面色萎黄，表情淡漠，情绪低落，心肺腹未见病理性体征。舌淡，苔黄腻，脉弦细。

诊断：心悸（心胆气虚）。治以镇静安神，养心除烦，以柴胡加龙骨牡蛎汤加减。

处方：柴胡12g　　姜半夏10g　　黄连3g　　　党参15g

桂枝6g　　　炒白芍12g　　煅龙骨30g　　煅牡蛎30g

枳实10g　　　丹参18g　　　远志8g　　　炙甘草5g

炒枣仁15g　　竹茹8g　　　陈皮8g　　　茯苓10g

7剂颗粒，每日1剂，开水冲服。

二诊（2017年6月21日）：患者自觉心悸较前好转，仍时感惊恐、害怕，睡眠较前稍有改善，每晚可睡4～5小时，易惊醒，自汗较前明显好转，仍感情绪低落，纳食尚可，二便可。舌淡苔黄腻，脉弦细。

处方：柴胡12g　　姜半夏10g　　黄连3g　　　党参15g

桂枝6g　　　炒白芍12g　　煅龙骨30g　　煅牡蛎30g

枳实10g　　　丹参18g　　　远志8g　　　炙甘草5g

炒枣仁15g　　竹茹8g　　　陈皮8g　　　茯苓10g

黄芩10g　　　郁金10g　　　石菖蒲10g

7剂颗粒，每日1剂，开水冲服。

三诊（2017年6月28日）：患者自觉心悸明显减轻，睡眠较前稍有改善，易惊醒，自汗较前明显好转，情绪低落较前好转，纳食尚可，二便可。舌淡，苔白腻，脉弦细。患者病情好转，仍以上方治疗，继服5剂。

四诊（2017年7月4日）：患者睡眠状况较前明显改善，每晚睡眠时间约7~8小时。心烦、心悸及惊恐感基本消失，偶有自汗。继服上方以巩固疗效，并告知患者自我调节情绪,积极乐观。

按语:患者因情志刺激后出现心悸不宁,惊则气乱,心神不能自主,故发为心悸。心不藏神,心中惕惕则善惊易恐,坐卧不安、少寐。脉弦为心神不宁之象。本案患者属中医心悸(心胆气虚)范畴,治以镇静安神,养心除烦,方选柴胡加龙骨牡蛎汤加减治疗。方中柴胡、桂枝和里,煅龙骨、煅牡蛎重镇安神,姜半夏和胃降逆、散结消痞,炒枣仁、茯苓、丹参养心安神,远志、郁金、石菖蒲开窍宁神解郁,黄连、黄芩、竹茹清热除烦,枳实、陈皮理气燥湿,党参健脾益气,炒白芍养血敛阴,与煅龙骨、煅牡蛎配伍以加强敛汗之功。全方共奏镇静安神,养心除烦之功。

四、失眠

孙某,女,53岁。2017年5月16日初诊。

患者失眠多梦,痰多胸闷,厌食,嗳气,吞酸恶心,心烦口苦,苔腻而黄,脉弦滑。

诊断:失眠(痰热内扰,心胆胃失调)。治以化痰清热,和中安神,以柴胡温胆汤加减。

处方:
柴胡12g	黄芩10g	姜半夏10g	党参12g
炙甘草5g	龙骨30g	炒枣仁5g	远志8g
炒白芍15g	丹参15g	炒枳实10g	竹茹10g
茯苓10g	陈皮8g	当归10g	珍珠母30g

7剂颗粒,每日1剂,开水冲服。

二诊(2017年5月31日):患者睡眠好转,嗳气、吞酸恶心、心烦口苦均减轻,原方加牡蛎30g继服。

按语:本案属痰热内扰,心胆胃失调之证。痰热内阻,气机不畅,故有胸闷;脾胃升降失司,故有厌食嗳气,吞酸恶心;痰热扰心,故有心烦、失眠多梦。舌苔黄腻,脉弦滑,均为痰热之象。故以柴胡温胆汤清热化痰,疏肝理气,降逆和胃。加龙骨、牡蛎、珍珠母重镇安神,炒枣仁、远志宁心安神,炒白芍、当归、丹参养血安神。综合全方,共奏理气化痰,清胆和胃之效。

五、头痛

马某,女,47岁。2016年11月3日初诊。

主诉：突发头痛 10 余天，加重 3 天。

患者 10 余天前劳累后出现头痛症状，间断发作，发作时头痛较剧，难以忍受，呈搏动性，自觉胸部满闷，偶感恶心、呕吐，无意识改变及肢体活动障碍，行头颅 MRI 检查示：未见明显异常。遂于门诊行针刺及口服止痛药物（具体不详），头痛稍有缓解，但仍间断发作，发作时难以忍受。近 3 天患者自觉症状较前加重，故来诊。就诊时患者偶感口苦，纳可，眠差，每晚可睡 4 小时左右，二便尚可。查体：面色苍白，急性病容，神经系统检查未见异常。舌淡苔白腻，脉弦滑。

诊断：头痛（痰浊上扰）。治以化痰降逆，以半夏白术天麻汤合救破汤加减。

处方：黄芪 24g   当归 15g   川芎 24g   天麻 12g

      旱半夏 10g   炒白术 15g   蔓荆子 12g   葛根 20g

      橘红 10g   生龙骨 24g   生牡蛎 24g   赤芍 15g

      白芍 15g   柴胡 12g   党参 15g   僵蚕 10g

      细辛 3g

5 剂，每日 1 剂，水煎服。

二诊（2016 年 11 月 9 日）：患者自觉头痛症状较前减轻，发作次数减少，胸部满闷减轻，恶心、呕吐基本消失，仍自觉口苦，纳可，睡眠较前改善，二便尚可。舌淡苔白腻，脉弦滑。患者病情好转，以原方去细辛，加黄柏、炒枳壳各 10g，7 剂继服。

三诊（2017 年 11 月 17 日）：患者精神好，食欲佳，睡眠可，无口苦、口干及胸闷、呕恶等症状。自诉偶有头痛，发作次数明显减少，疼痛程度亦明显减轻。舌淡苔薄白，脉弦略滑。患者症状较前明显好转，继服上方，以巩固疗效。

按语："头为清阳之分，外而六淫之邪气相侵，内而六腑经脉之邪气上逆，皆能乱其清气，相搏击致痛"（《医碥·头痛》）。外感、内伤之邪，均可致气血逆乱，经络闭阻，或脑失所养，而发生头痛。

本案患者系长期饮食失节，致脾失健运，日久致痰浊中阻，上蒙清窍，清阳不展，故头痛；痰阻胸膈可见胸部满闷；痰浊上逆则恶心呕吐。苔白腻、脉弦滑均为痰浊内停之征。处方半夏白术天麻汤合救破汤，方中党参、半夏、白术健脾益气化痰；天麻平肝息风，为治头痛之要药；黄芪、当归益气健脾、活血止痛；蔓荆子祛风止痛；葛根清热、生津；生龙骨、生牡蛎重镇安神；川芎、细辛活血祛风止痛；赤芍、白芍、柴胡活血、养血、疏肝止痛；橘红宽中理气、燥湿化痰；僵蚕息风止痉、祛风止痛。二诊时患者头痛症状较前明显好转，胸部满闷较前减轻，恶心、呕吐基本消失，于原方中去细辛，加黄柏、枳壳加强清热燥湿、理气宽中之效。三诊、四诊患者诸症均较前好转，守方以巩固疗效。

六、眩晕

[验案一]

席某，女，52 岁。2017 年 4 月 3 日初诊。

患者 1 个月前因劳累后出现眩晕，时感天旋地转，伴耳鸣，自觉手指麻木，可见手指肿胀，偶感气短、乏力，无恶心呕吐，无言语不利及肢体活动障碍。舌淡苔白腻，脉沉滑。

诊断：眩晕（气虚风痰上扰）。治以益气燥湿化痰，平肝息风，以东垣半夏白术天麻汤加减。

处方：黄芪 30g　　党参 15g　　炒白术 15g　　天麻 12g
　　　姜半夏 10g　　川芎 10g　　赤芍 15g　　丹参 20g
　　　茯苓 15g　　橘红 10g　　葛根 20g　　桑寄生 15g
　　　蔓荆子 12g　　炙甘草 6g　　泽泻 10g

3 剂，每日 1 剂，水煎服。

二诊（2017 年 4 月 6 日）：患者自觉眩晕较前减轻，手指仍感麻木、肿胀，自觉耳鸣，偶感气短、乏力。舌淡苔白腻，脉沉滑。以上方加桃仁 10g、红花 10g，加强活血力度，进一步缓解手指麻木。继服 5 剂。

三诊（2017 年 4 月 11 日）：患者自觉眩晕较前明显减轻，手指麻木、肿胀有所缓解，自觉指尖发冷及耳鸣、气短乏力均有所缓解。舌淡苔白腻，脉沉滑。以二诊方加桂枝 10g、鸡血藤 30g，继服 5 剂，以增强温阳通络之功。

四诊（2017 年 4 月 17 日）患者诸症较前均有明显好转及减轻，舌淡苔薄白，脉沉细。上方继服 5 剂，以巩固疗效。

按语：此证系平素饮食失节，致脾胃虚弱日久，脾虚生痰，并肝风内动所致。痰浊蒙蔽清阳，风痰上扰，出现眩晕。脾虚，致水湿代谢失调，出现手指肿胀、麻木。脾虚气弱故见气短、乏力；舌淡苔白腻，脉沉滑均为风痰上扰之证。方中半夏燥湿化痰、降逆；天麻化痰息风而止头眩。东垣曰："足太阴痰厥头痛，非半夏不能疗；眼黑头眩，风虚内作，非天麻不能除。"二者合用为治风痰眩晕之要药。白术健脾燥湿，与半夏、天麻、橘红配伍祛湿化痰，止眩功效增加。茯苓健脾渗湿，增强健脾祛湿之功；桑寄生、牛膝平肝潜阳；川芎、赤芍、丹参及桃仁、红花、鸡血藤等活血化瘀通络；黄芪、葛根、蔓荆子升其清阳，泽泻降其浊阴，炙甘草调和诸药。诸药合用，则清阳得升，浊阴得降，痰湿得化，经络得通，故诸症得瘥。

[验案二]

张某，女，54岁。2017年5月4日初诊。

患者头晕且胀，耳鸣，每因烦劳或恼怒而头晕加剧，面色潮红，急躁易怒，少寐多梦，口苦，舌红，苔黄，脉弦。血压165/95mmHg。

诊断：眩晕（肝阳上亢）。治以平肝潜阳，滋养肝肾，以天麻钩藤饮加减。

处方：天麻12g　　钩藤15g　　石决明15g　　黄芩12g

　　　珍珠母30g　茯苓15g　　怀牛膝15g　　桑寄生15g

　　　杜仲12g　　龙骨24g　　牡蛎24g　　　夜交藤15g

　　　夏枯草15g

5剂，每日1剂，水煎服。

二诊(2017年5月13日)：患者头晕耳鸣减轻，面部潮红消失，情绪好转，睡眠较前好转。血压140/80mmHg。原方加益母草15g、赤芍15g，天麻减至10g，继服5剂，药尽而愈。

按语：本案情志内伤，素体阳盛，加之恼怒过度，肝阳上亢，阳升风动，发为眩晕；或因长期忧郁恼怒，气郁化火，使肝阴暗耗，肝阳上亢，阳升风动，上扰清窍，发为眩晕。方中天麻、钩藤、石决明、珍珠母平肝息风；黄芩、夏枯草清肝泻火；益母草活血利水；牛膝引血下行配合杜仲、桑寄生补益肝肾；茯苓、夜交藤养血安神定志。全方共奏滋养肝肾、平肝潜阳之功。

七、郁证

文某，女，58岁。2017年3月初诊。

精神抑郁，烦躁不安，喜独坐，不喜言，常莫名发怒，情志不遂则心烦意乱，伴有失眠多梦、入睡困难、易惊醒，已持续 10 余日。就诊时患者自诉胸胁胀满，口苦，纳差。舌质红，苔黄腻，脉弦。

诊断：郁证（心胆胃失调）。治以疏胆解郁，养心安神，以柴胡加龙骨牡蛎汤加减。

处方：丹参 18g　　百合 15g　　知母 10g　　柴胡 12g

　　　桂枝 6g　　　龙骨 30g　　牡蛎 30g　　清半夏 8g

　　　黄芩 10g　　党参 12g　　炒白芍 15g　　枳壳 10g

　　　竹茹 10g　　茯神 12g　　远志 8g　　　炙甘草 5g

5 剂颗粒，每日 1 剂，开水冲服。

按语：柴胡加龙骨牡蛎汤出自《伤寒论》第 107 条："伤寒八九日，下之，胸满烦惊，小便不利，谵语，一身尽重，不可转侧者，柴胡加龙骨牡蛎汤主之。"由小柴胡汤加龙骨、牡蛎、桂枝、茯神、大黄等而成。本方有镇惊解郁，化痰安神之功。

本案患者精神抑郁、烦躁易怒、失眠多梦易惊以及胸胁胀满、口苦纳差，皆为少阳痰热内扰之症。故用小柴胡汤以和解少阳，宣畅枢机，扶正祛邪；加桂枝通达郁阳；加大黄泄热和胃；加龙骨、牡蛎重镇安神；加茯神淡渗利水，宁心安神；合百合知母汤补虚清热，养阴润燥；加丹参清心除烦，白芍养血柔肝，枳壳理气宽中，竹茹清热化痰、除烦，远志安神益智。共奏疏胆解郁，养心安神之功。

八、黄疸

[验案一]

贾某，女，65 岁。2017 年 4 月 8 日初诊。

主诉：巩膜黄染 3 天。

患者 3 天前发现巩膜黄染，伴发热口渴，胃中嘈杂，时感腹部胀满、腹痛，口干、口苦。自服茵栀黄口服液效果欠佳，故来诊。患者精神尚可，面目发黄，黄色鲜明。腹部触诊：右上腹部可触及压痛。口干、口苦，小便短少黄赤，大便干，舌红苔黄腻，脉弦数。腹部 B 超检查示：胆囊结石。

诊断：黄疸（热重于湿）。治以清热利湿，兼以泄下，以茵陈蒿汤加减。

处方：茵陈 30g　　郁金 12g　　黄柏 10g　　大黄 10g

　　　石斛 10g　　柴胡 12g　　黄芩 10g　　金钱草 20g

　　　煅瓦楞子 20g　葛根 15g　　天花粉 15g　　丹参 15g

3 剂颗粒，每日 1 剂，开水冲服。

二诊（2017 年 4 月 11 日）：患者身目黄染及小便发黄较前减轻，口干、口苦较前稍有减轻，仍自觉胃中嘈杂，时感腹部胀满、腹痛。腹部触诊：右上腹部仍可触及压痛。大便干，舌红苔黄腻，脉弦数。患者症状减轻，加海金沙、鸡内金各 10g，3 剂，以加强消石排石作用。

三诊（2017 年 4 月 16 日）：患者精神较前好转，自诉胃中嘈杂、腹部胀满及疼痛感明显减轻，大便通畅，小便仍发黄，口苦、口干症状基本消失。查体：巩膜黄染，较前明显减轻，右上腹部仍可触及压痛。舌红苔黄腻，脉弦数。患者大便通畅，口苦口干症状基本消失，以二诊方去大黄、天花粉，加炒栀子 10g，3 剂继服。

四诊（2017 年 4 月 20 日）：患者身目黄染及小便发黄仍存在，无口苦、口干，胃中嘈杂不显，偶有腹部胀满及腹痛症状，腹部触诊：右上腹部仍可触及压痛。舌淡红，苔薄黄，脉弦数。

处方：柴胡 12g　　郁金 12g　　茵陈 20g　　金钱草 30g

　　　黄芩 10g　　党参 12g　　大黄 10g　　枳实 10g

　　　鸡内金 10g　炙甘草 5g　　蒲公英 20g　　虎杖 20g

　　　姜半夏 10g　煅瓦楞子 20g　浙贝 8g

3 剂颗粒，每日 1 剂，开水冲服。

五诊（2017 年 4 月 22 日）：服上方后患者身目黄染及小便发黄基本消失，胃中嘈杂及腹部胀满消失，偶感腹痛。腹部触诊：右上腹部柔软，压痛已不显。舌淡红，苔少薄黄，脉弦。患者症状好转，继续巩固治疗。

处方：赤芍 12g　　白芍 12g　　石斛 12g　　柴胡 12g

　　　黄芩 10g　　金钱草 20g　海金沙 10g　　炙甘草 6g

　　　浙贝 8g　　鸡内金 10g　沙参 12g　　虎杖 20g

　　　枳实 8g

10 剂颗粒，每日 1 剂，开水冲服。

按语：黄疸的发生主要是湿邪为患。从脏腑来看，不外脾胃肝胆。且往往由脾胃涉及肝胆。脾主运化而恶湿,如饮食不节,嗜酒肥甘,或外感湿热之邪,均可导致脾胃功能受损,脾失健运,湿阻中焦,则脾胃升降失常,脾气不升,则肝气郁结不能疏泄,胃气不降,则胆汁的输送排泄失常,湿邪郁遏,导致胆汁浸入血液,溢于肌肤,因而发黄。黄疸又有阳黄和阴黄之分,阳黄之人,阳盛热重,平素胃火偏旺,湿从热化而致湿热为患。由于湿和热常有所偏盛,故阳黄在病机上有湿重于热或热重于湿之别。阴黄之人,阴盛寒重,平素脾阳不足,湿从寒化而致寒湿为患。本例患者系因砂石阻滞胆道而导致胆汁外溢发黄,患者平素阳盛热重,热为阳邪,故黄色鲜明。发热口渴,小便短少黄赤,是湿热之邪偏盛,热耗津液,膀胱为热邪所扰,气化不利所致。阳明热盛则大便秘结,腑气不通则腹部胀满。湿热蕴结,肝胆热盛,故苔黄腻,脉弦数。口干、口苦为湿热熏蒸、胃浊和胆汁上逆所引起。方选茵陈蒿汤加减,方中茵陈清热利湿,大黄清热泻下;柴胡、金钱草、郁金疏肝利胆,清热退黄;煅瓦楞子制酸缓解胃中嘈杂;石斛、葛根、天花粉生津止渴;丹参活血止痛;黄芩、黄柏清热退黄。患者一诊服药后,症状较前减轻,二诊加强利胆排石之功,于一诊方中加入海金沙、鸡内金;二诊服药后患者自觉口干较前好转,大便通畅;三诊方中去大黄、天花粉,加栀子以加强清热退黄之功;患者五诊时,身目发黄基本消失,苔少薄黄而有伤阴之象,故用石斛、沙参以养阴。

[验案二]

李某,男,14岁。2017年1月21日初诊。

主诉:突发巩膜黄染1天。

患者1天前无明显诱因出现巩膜黄染,黄色鲜明,小便短少黄赤,口苦,胃脘胀满不适,大便偏干,纳差,睡眠尚可。舌淡苔黄腻,脉弦数。查肝功能:总胆黄素40μmol/L,直接胆黄素14μmol/L,间接胆黄素26μmol/L。腹部彩超示:未见明显异常。

诊断:黄疸(热重于湿)。

治法:清热利湿。以茵陈蒿汤合栀子柏皮汤加减。

处方:

茵陈20g	连翘20g	黄柏10g	焦栀子10g
炙甘草5g	茯苓10g	郁金10g	虎杖20g
大黄10g	柴胡10g	炒莱菔子10g	焦神曲10g

大枣 10g

10 剂颗粒，每日 1 剂，开水冲服。

二诊（2017 年 2 月 3 日）：患者服药后巩膜黄染基本消失，小便较前好转，仍感口苦，胃脘胀满较前减轻，已排便。舌淡苔薄黄，脉弦数。鉴于患者症状较前好转，于一诊方中减大黄至 6g，加炒白术 10g，10 剂，颗粒剂，水冲服。

二诊后患者诸症消失，复查肝功能恢复正常，予原方再服 5 剂，以巩固疗效。

按语：《临证指南》认为黄疸的产生是由于"胆液为湿所阻，渍于脾，浸淫肌肉，溢于皮肤，色如薰黄"，"瘀热在里，胆热液泄"所致。本例患者系阳盛热重，热为阳邪，故黄色鲜明。口渴，小便短少黄赤，是湿热之邪偏盛，热耗津液，膀胱为热邪所扰，气化不利所致。阳明热盛则大便秘结，腑气不通则腹部胀满。湿热蕴结，肝胆热盛，故苔黄腻，脉弦数。口苦为湿热熏蒸，胃浊和胆汁上逆所引起。方选茵陈蒿汤合栀子柏皮汤加减，方中茵陈清热利湿；大黄清热泻下；柴胡、郁金疏肝利胆、清热退黄；栀子、黄柏清热退黄；茯苓、炒莱菔子、焦神曲健脾燥湿除满；虎杖利湿退黄。二方合用共奏清热利湿退黄之效。

九、臌胀

刘某，男，50 岁。2016 年 2 月 25 日初诊。

主诉：腹胀 1 月。

现病史：患者乙肝病史 10 年，之前无明显不适，未曾重视，没有治疗。1 个月前自觉有腹胀感，消瘦，乏力，咳嗽，咳黄痰，下肢轻微水肿，巩膜轻度黄染，食欲不振，小便黄。腹部叩诊：移动性浊音。舌苔厚腻而润，脉沉细。

辅助检查：B 超提示：有腹水；肝功能异常（转氨酶增高，具体数值未记录）。

中医诊断：臌胀（脾虚不运，土不制水）。西医诊断：肝硬化腹水。

中医治法：健脾柔肝行水，利胆退黄。方以实脾饮合茵陈五苓散加减。

处方：黄芪 30g	党参 15g	三七 3g	大腹皮 20g
虎杖 20g	制鳖甲 15g	猪苓 10g	白术 18g
炙甘草 10g	当归 15g	茯苓 12g	金钱草 20g

| 茵陈 20g | 黄芩 10g | 金银花 20g | 浙贝 10g |
| 川朴 10g | | | |

7 剂，每日 1 剂，开水冲服。

二诊（2016 年 3 月 3 日）：小便由黄转清，巩膜黄染好转，腹胀减轻，食欲仍差，睡眠一般，上方去川朴、丹皮、虎杖，加茯神 15g、木瓜 15g、茜草 15g、石斛 12g、鸡内金 10g、煅瓦楞子 20g。7 剂，水煎服。

三诊（2016 年 3 月 10 日）：黄痰转为白痰，金银花改鱼腥草 24g。7 剂，水煎服。

四诊（2016 年 3 月 23 日）：黄疸已退。上方加麦冬以滋肺阴。

处方：黄芪 24g	党参 12g	三七 5g	大腹皮 15g
木瓜 15g	制鳖甲 12g	猪苓 8g	白术 12g
炙甘草 5g	当归 10g	丹皮 10g	金钱草 30g
茵陈 15g	黄芩 10g	瓦楞子 20g	浙贝 8g
茜草 12g	石斛 10g	鸡内金 8g	麦冬 15g

7 剂颗粒，每日 1 剂，开水冲服。

按语：本案患者肝炎病史十年，引起肝硬化腹水、下肢水肿、消化道症状及黄疸。病程日久，正气必虚，治疗必以培护正气为先，兼以祛邪之品。故以健脾行水，利胆退黄，方选实脾饮合茵陈五苓散加减。并加浙贝、煅瓦楞子化痰散结；考虑到肝硬化可引起门脉高压，加用三七、茜草以活血散瘀，防止门静脉出血。诸药合用，加减治疗，正气渐复，邪气消退，症状渐消。不可见邪攻邪，徒耗正气。

十、胁痛

文某，男，46 岁。2015 年 12 月 11 日初诊。

症状：患者右胁部胀痛，走窜不定，疼痛每因情志而增减，反酸烧心，胸闷气短，饮食减少，苔薄，脉弦。

诊断：胁痛（肝气郁结）。治以疏肝理气，柔肝止痛，以柴胡疏肝散合金铃子散加减。

| 处方：柴胡 12g | 赤芍 12g | 白芍 12g | 炒枳壳 10g |
| 郁金 10g | 川芎 10g | 延胡索 10g | 川楝子 10g |

青皮 10g	甘草 5g	香附 10g	煅瓦楞子 15g

5 剂颗粒，每日 1 剂，开水冲服。

二诊（2015 年 12 月 17 日）：患者诸症减轻，原方继服。5 剂颗粒，药尽而愈。

按语：肝气失于条达，阻于胁络，故胁肋胀痛，气属无形，时聚时散，聚散无常，故疼痛走窜不定；情志变化与气之郁结关系密切，故疼痛随情志变化而有所增减；肝经气机不畅，故胸闷气短；肝气横逆易犯脾胃，故食少反酸；脉弦为肝郁之象。遵《内经》"木郁达之"之旨，治宜疏肝理气之法。故用柴胡疏肝散合金铃子散加减。

柴胡疏肝散出自《医学统旨》，方以四逆散去枳实，加陈皮、枳壳、川芎、香附而成。方中以柴胡功善疏肝解郁，用以为君；香附理气疏肝而止痛，川芎活血行气以止痛，二药相合，助柴胡以解肝经之郁滞，并增行气活血止痛之效，共为臣药；陈皮、枳壳理气行滞，芍药、甘草养血柔肝，缓急止痛，均为佐药；甘草调和诸药，为使药。诸药相合，共奏疏肝行气、活血止痛之功。本案以青皮代陈皮，以加强疏肝理气之力，并合金铃子散及香附理气止痛，煅瓦楞子以制酸止痛。诸药合用，共起疏肝理气止痛之功。

十一、癥瘕

赵某，女，41 岁。2017 年 5 月 22 日初诊。

现病史：患者小腹有包块，积块不坚，推之可移，时聚时散，时感疼痛，痛无定处，小腹胀满，胸闷不舒，精神抑郁，月经不调，眼睑水肿，稍有鼻塞，苔薄，脉沉弦。子宫肌瘤介入术后来就诊。腹部彩超示：子宫肌瘤。

诊断：癥瘕（肝郁气滞）。

治法：疏肝解郁，行气散结，利水消肿。逍遥散合防己黄芪汤加减。

处方：当归 15g	炒白芍 15g	柴胡 12g	茯苓 15g
炒白术 15g	炙甘草 6g	黄芪 30g	防己 10g
泽泻 10g	车前子^(包煎)20g	丹皮 10g	桂枝 6g
猪苓 10g	炒苍耳子 10g		

7 剂，每日 1 剂，水煎服。

二诊（2017 年 5 月 31 日）：患者小腹有包块，积块不坚，胀痛未减，时聚时散，眼睑水肿稍减轻，时有黄带。原方加三棱 10g，莪术 10g，黄柏 10g。

7剂。

三诊（2017年6月8日）：患者小腹胀痛稍减轻，眼睑水肿减轻。仍以上方继服。

四诊（2017年6月16日）：患者诸症减轻，但睡眠差，水肿明显减轻，小腹胀痛减轻，精神好转，鼻塞消失。以二诊方去猪苓、黄柏、苍耳子，加龙骨、牡蛎各24g，桃仁10g。7剂。

五诊（2017年6月24日）：患者诸症减轻，仍时有黄带。以原方加减。

处方：

当归15g	炒白芍15g	柴胡12g	茯苓15g
炒白术15g	炙甘草6g	黄芪30g	防己10g
泽泻10g	车前子^(包煎)20g	丹皮10g	桂枝6g
三棱10g	莪术10g	龙骨24g	牡蛎24g
乌贼骨15g			

7剂，每日1剂，水煎服。

后以本方加减治疗1月余，7月26日复查B超示：子宫肌瘤消失。

按语：《医宗金鉴·妇科心法要诀》：凡治诸癥积，宜先审身形之壮弱，病势之缓急而治之。如人虚，则气血衰弱，不任攻伐，病势虽盛，当先扶正气，而后治其病；若形证俱实，宜先攻其病也。经云大积大聚，衰其半而止，善恐过于攻伐，伤其气血也。

本案患者平素体质较差，治病当先顾护正气，故初诊不可用大剂攻伐之品，而先以逍遥散合防己黄芪汤加减，以益气补血，疏肝解郁，行气散结，利水消肿。待患者正气渐复，方加用三棱、莪术等行气破血、消癥散结之品。

方中当归、炒白芍、柴胡、茯苓、炒白术、炙甘草共用以疏肝解郁；黄芪、防己、泽泻、猪苓、车前子补气利水，丹皮、桂枝、桃仁活血化瘀，缓消癥块；三棱、莪术行气破血，消癥散结；焦栀子、黄柏清下焦热邪以止带，龙骨、牡蛎收敛止带。

十二、淋证

[验案一]

赵某，女，44岁。2017年2月27日初诊。

主诉：尿频尿急3天。

现病史：尿频，尿急，尿色黄赤，小便时灼热刺痛，心烦，胸闷，情绪烦躁，易怒，食欲不佳，腰酸，大便秘结，舌淡红，苔薄白，脉弦。辅助检查：尿检白细胞（++）。

诊断：淋证（湿热下注，兼肝气郁滞）。治以清利湿热，利尿通淋，疏肝行气，以八正散合逍遥散加减。

处方：当归 15g　　炒白芍 18g　　茯苓 12g　　柴胡 15g

萹蓄 15g　　瞿麦 10g　　车前子 18g　　滑石 12g

甘草 10g　　焦栀子 10g　　大黄^{（后下）} 8g　　金钱草 30g

金银花 20g　　炒白术 15g　　黄芩 12g

5 剂，每日 1 剂，水煎服。

二诊（2017 年 3 月 4 日）：患者尿频、尿急、尿痛症状较前略有减轻，情绪烦躁基本消失，胸闷同前。上方去焦栀子，加炒枳壳 10g。5 剂，水煎服。

三诊（2017 年 3 月 10 日）：诸症减轻，上方继用。5 剂，水煎服。

四诊（2017 年 3 月 17 日）：患者尿频、尿急明显减轻，小便灼热刺痛不显，去滑石，加熟地 15g。5 剂，水煎服。

五诊（2017 年 3 月 23 日）：尿频、尿急及尿痛症状基本消失。以丹栀逍遥散加减善后治疗。

处方：当归 15g　　炒白芍 15g　　熟地 15g　　柴胡 15g

炒白术 15g　　茯苓 12g　　炙甘草 6g　　车前子 15g

黄芩 10g　　丹皮 10g　　焦栀子 10g　　金钱草 24g

炒枳壳 10g　　山萸肉 10g

5 剂，每日 1 剂，水煎服。

按语："诸淋者，由肾虚而膀胱热故也。"淋证的病位在肾与膀胱，且与肝脾有关。其病机主要是肾虚，膀胱湿热，气化失司。肾与膀胱相表里，肾气的盛衰，直接影响膀胱的气化与开合。

本证病机为湿热毒邪，客于膀胱，气化失司，水道不利，兼有肝气郁滞。火性急迫，故尿频而急；湿热蕴结，气机失宣，故小便灼热刺痛；湿热熏蒸，故小便黄赤；热甚波及大肠，大便秘结；心烦，胸闷，情绪烦躁，易怒为肝气郁滞之象。急则治其标，先用八正散清热泻火，利水通淋，合逍遥散调和肝脾，疏肝解郁，养血健脾。炒白芍用至 18g，以缓解小便时刺痛。待症状缓解以后，再以疏肝健脾补肾之品善后。

[验案二]

李某，男，36岁。2016年8月16日初诊。

主诉：小便疼痛，伴右侧腰腹疼痛3天。

现病史：小便急、痛，滞涩不畅，伴右腹胀痛，胸胁苦满，心烦，晨起口苦、咽干，腰酸困，大便难，舌暗红，苔微黄，脉弦。

辅助检查：B超示：输尿管结石0.6cm。

诊断：石淋（湿热下注）。

治疗：清胆胃，排石通淋。大柴胡汤合石韦散加减。

处方：

柴胡12g	黄芩10g	姜半夏10g	枳实10g
川朴15g	大黄(后下)12g	白芍15g	金钱草24g
萹蓄15g	石韦15g	滑石12g	生甘草5g
车前子15g			

5剂颗粒，每日1剂，开水冲服。

二诊（2016年8月20日）：右腹胀痛减轻，尿急好转，继服上方7剂，颗粒。

三诊（2016年8月27日）：排尿时，有砂石样物随尿排出，再无滞涩不畅之感，复查B超，未见异常。

按语：湿热下注，化火灼津，煎熬尿液，结为砂石，淤积水道，而为石淋。右腹胀痛，胸胁苦满，心烦，晨起口苦、咽干，大便难，乃大柴胡汤证，故用大柴胡汤内泻热结，加金钱草、萹蓄、石韦、滑石等利尿排石通淋。

[验案三]

王某，男，72岁。2016年12月21初诊。

主诉：小便淋沥涩痛1年余，加重半月。

患者于1年余前出现小便频数短涩，滴沥刺痛，余沥不尽，排出无力，夜尿频数，点滴不爽，伴有刺痛。夜眠差，心情烦躁，大便数日一行。半月前患者自觉症状加重，在县医院住院治疗半个月效不佳，故来就诊。就诊时患者小便频数，淋沥涩痛，伴心烦失眠，坐卧不安，大便干结。舌质淡，苔薄黄，脉细数。

诊断：淋证（虚实夹杂）。治以滋肾通关，活血补气，以滋肾通关丸加减。

处方：黄柏12g　　知母10g　　肉桂3g　　滑石10g

炙甘草 5g	黄芪 24g	丹皮 10g	生地 15g
萹蓄 12g	水蛭 3g	龙骨 24g	石菖蒲 10g
远志 8g	柴胡 12g	赤芍 12g	枳实 10g
大黄^(后下)10g			

大黄^(后下)10g

3 剂颗粒，每日 1 剂，开水冲服。

二诊（2016 年 12 月 25 日）：患者小便频数，刺痛减轻，尿量较前稍多，大便仍几日一行，夜眠好转。原方大黄加至 12g，加姜半夏 10g、黄芩 10g，去龙骨，3 剂。

三诊（2016 年 12 月 31 日）：诸症减轻，大便已通，但不畅。上方去大黄加郁李仁 10g。间断口服 15 剂颗粒，痊愈停药。

按语：淋证病在膀胱和肾，且与肝脾有关，其病机主要是湿热蕴结下焦，导致膀胱气化不利。本案患者病程较长，湿热蕴结，久而伤阴。故用滋肾通关丸清湿热，滋肾阴，助气化；四逆散疏通气机，以助三焦气化无碍；并以滑石、萹蓄通淋利尿；大黄通利大便；黄芪补中益气；丹皮、生地凉血清热；水蛭活血祛瘀增强通利小便之效；龙骨、石菖蒲、远志镇心安神。本案曹老师以通利大小便为主，补虚为次，兼活血补气。

十三、水肿

[验案一]

张某，男，62 岁。2016 年 10 月 15 日初诊。

主诉：周身浮肿十余日。

患者于十余日前无明显诱因出现周身浮肿，自行口服利尿药治疗，效不显。十余日来患者浮肿症状逐渐加重，故来诊。就诊时患者周身浮肿，以双下肢为甚，伴身重腹胀，乏力懒言，汗出恶风，小便不利，舌淡苔白，脉浮。

诊断：水肿（气虚之风水）。治以益气祛风，健脾利水，以防己黄芪汤合肾气丸加减。

处方：黄芪 24g	生白术 12g	防己 10g	车前子 20g
泽泻 10g	大腹皮 15g	生地 15g	白茅根 20g
山萸肉 10g	丹皮 10g	茯苓 15g	桂枝 6g
五加皮 10g	金钱草 15g	党参 12g	

7 剂颗粒，每日 1 剂，开水冲服。

按语：患者年老体弱，肺脾气虚，卫气不固，风夹水湿之邪郁于肌表经络之间而致周身浮肿。肺气不足，表虚不固，则汗出恶风；脾气不足，气血化生乏源，则腹胀、乏力懒言；脾肺气虚，水湿运化失司，溢于肌表，故有周身浮肿；下焦气化不利，故有小便不利。治宜益气固表与祛风行水并用。方中以防己祛风行水，党参、黄芪益脾肺之气，固表行水；白术健脾燥湿；茯苓、车前子、泽泻、大腹皮、金钱草健脾利水消肿；生地、山萸肉、五加皮补益肝肾；白茅根清热止血；桂枝通阳化气；丹皮活血祛瘀通络以助利水之功。诸药合用，共奏益气祛风，健脾利水之功。

[验案二]

杨某，男，10岁。2017年3月31日初诊。

患者于一周前出现咽痛、发热，继而出现颜面、双下肢浮肿，经门诊静脉点滴治疗，发热、咽痛症状消失，颜面及双下肢浮肿未见好转，故来就诊。就诊时患者小便色黄短赤，面赤口疮。实验室检查：尿潜血(+++)，白细胞(+)，蛋白(++)。

诊断：水肿（脾肾不足，风水泛滥，下焦热盛）。治以健脾补肾，益气利水，清热凉血，以防己茯苓汤加减。

处方：黄芪 15g   防己 5g   茯苓 10g   白术 10g
白茅根 20g   地榆炭 10g   生地 12g   茜草 10g
黄芩 8g   丹皮 8g   大蓟 10g   小蓟 10g
甘草 5g   山萸肉 5g

7剂颗粒，每日1剂，开水冲服。

二诊（2017年4月15日）：复查尿常规：白细胞及蛋白已恢复正常，潜血（+）。效不更方，仍以原方继服。

三诊（2017年4月22日）：患者精神好，食欲佳，面色正常，口疮已愈合。仍予原方，以黄柏易黄芩，加金钱草15g。

处方：黄芪 15g   防己 8g   茯苓 10g   白术 10g
白茅根 20g   地榆炭 10g   生地 12g   茜草 10g
黄柏 10g   丹皮 8g   大蓟 10g   小蓟 10g
甘草 5g   山萸肉 8g   金钱草 15g

7剂颗粒，每日1剂，开水冲服。

按语：邪之所凑，其气必虚。患儿脾肾不足，为致病之源。本次患病，为外感风热邪气所致，故有发热、咽痛等症。因卫表不固，外邪直中入里化热。脾肾不足，水液不得正常运化而为水肿。下焦热盛，伤及血络，故可见小便潜血及蛋白。其治宜固卫表，补脾肾，清血热，故以防己茯苓汤加减。

防己茯苓汤出自《金匮要略》，由黄芪、防己、茯苓、桂枝、白术、甘草组成，有益气健脾，通阳利水之功。本案因入里化热之象较重，故去桂枝，加白茅根、地榆炭、大小蓟、生地、丹皮等清热凉血之品，并益以山萸肉补肝肾之不足。诸药合用，固本培元，健脾利水，清热凉血，既补脾肾之虚，又清血中之热，标本兼治，故能获得较好的疗效。

十四、尿频

李某，女，73 岁。2017 年 6 月 3 日初诊。

主诉：尿频、排尿无力 30 余年。

病史：1979 年产子后，出现小便不出，给予导尿两次后，就出现尿频、排尿无力的症状，一日 10 次左右，因除上厕所频繁，排尿无力，有尿不尽之感外，无其他特别不适，遂未治疗。此次来探亲，亲友推荐其来诊治。现症见：尿频、排尿无力、尿不尽，乏力，便溏，腰困，舌淡胖嫩苔白。

诊断：尿频、排尿无力。

治法：补脾滋肾，化气利尿。补中益气汤合滋肾通关丸加减。

处方：

炙黄芪 24g	党参 15g	炒白术 15g	升麻 6g
柴胡 10g	当归 15g	陈皮 12g	黄柏 10g
肉桂 3g	知母 10g	炒枳壳 12g	炙甘草 6g
乌药 10g			

5 剂，每日 1 剂，水煎服。

按语：本证是因妊娠后调摄不当，致脾肾气虚，膀胱气化无力所致。方中炙黄芪补中益气、升阳固表为君；党参、炒白术、甘草甘温益气，补益脾胃为臣；陈皮调理气机，当归补血和营为佐；升麻、柴胡协同参、芪升举清阳为使；黄柏苦寒微辛，泻膀胱相火，补肾水不足，入肾经血分；知母辛苦寒滑，上清肺金而降火，下润肾燥而滋阴，入肾经气分，故二药每相须而行，为补水之良剂；肉桂辛热，假以反佐，为少阴引经，寒因热用也；乌药温肾散寒。以上诸药，共奏补脾滋肾通关之功。

十五、痹证

[验案一]

谭某，男，47岁。2016年4月21日初诊。

主诉：双膝关节疼痛半年余，加重10天。

患者系外籍人氏，在本县打工，租地下室住两年之久。半年前自觉双膝关节疼痛，劳累后加重，腰背酸痛。自己购买膏药（药名不详）贴敷，有所好转。近十天来干完活，晚上就疼痛难忍，晨起僵硬，稍活动才能走路。自行到药店购买止痛药（双氯芬酸钠片）口服，能缓解，但药力一过仍然疼痛如故，故来诊。刻诊：患者双膝关节疼痛，无红肿，轻微变形，遇寒尤甚，腰膝酸软，身软无力。双膝CT显示：内侧半月板Ⅱ度磨损，髌骨上缘桡侧轻度骨质增生。舌质淡白，苔薄白，脉沉弦紧。

诊断：膝痹（肝肾不足，气血虚弱）。治以补肝肾，祛风湿，止痹痛，补气血，以独活寄生汤加减。

处方：黄芪20g   独活10g   寄生12g   秦艽10g

防风10g   细辛3g   黄柏10g   薏苡仁15g

川芎10g   生地15g   杜仲10g   牛膝12g

甘草6g   苍术10g   徐长卿12g   忍冬藤20g

制川乌5g   木瓜12g

5剂颗粒，每日1剂，开水冲服。

二诊（2016年4月26日）：疼痛明显减轻，腰膝酸软、疲乏无力之症状基本消失，患者自感轻松很多。为巩固疗效将忍冬藤改为络石藤15g。续服10剂。

按语：此患者系肝肾不足，气血两虚，风寒湿邪侵袭膝关节所致，当选独活寄生汤。本方用黄芪为主药，意在补气益血，"气足则血行、血行则风灭"。独活、寄生二药合用祛风胜湿、养血和营、活络通痹；秦艽、防风祛筋骨间风湿二邪；川牛膝、杜仲补肝肾、祛风湿、壮筋骨，且牛膝为引经药，引诸药下行至膝、腰；薏苡仁、木瓜合用祛湿之力倍增，祛筋、肉、骨之湿邪；少量细辛以搜刮肾经风湿之邪；加用制川乌祛风湿、止疼痛。诸药合用各挥其能，使风寒湿之邪得祛、气血得充、肝肾得补、标本兼顾、扶正祛邪、诸症自解。

曹老师诊病细密,祛邪不忘扶正、扶正不忘邪滞,使得通、补、利、引在此方中得以显现。独活寄生汤原方主药为独活和寄生,而曹老师用黄芪作主药。其思想有三:其一,"祛风先活血、血行风自灭"而又"气足则血行、气衰则血凝"的道理,故有补气活血之作用。其二,黄芪有固表之功,配防风使固表而不留邪,祛邪而不复还。其三,黄芪有补气益阴之作用,配黄柏可以弥补燥药之烈性而不伤气、不伤阴、不化火。

[验案二]

杨某,女,40岁。2016年2月9日初诊。

主诉:手足麻木3年兼手足关节疼痛3个月。

患者手足麻木3年,喜热怕冷,每遇风寒后两手足关节即疼痛,同时局部皮肤呈青紫色。经数日后,色渐消失,疼痛也随之缓解。2年来虽经治疗但未见显效。于2016年2月发展为上下肢关节连续疼痛。初诊时自诉四肢关节剧烈疼痛,日轻夜重,阴雨天尤甚,关节局部肿胀,灼热汗出,两手足腕肿呈青紫色,行路艰难,手指不能弯曲。经常恶心欲吐,胃纳不佳,二便尚可,有时耳鸣心悸,日晡潮热,脉短细而数。

诊断:痹证(风湿热痹)。以桂枝芍药知母汤加减治疗。

处方:桂枝15g   白芍15g   甘草9g   麻黄9g

      附子9g^(先煎)   白术24g   知母24g   防风9g

7剂,每日1剂,水煎服。

二诊(2016年2月19日):关节疼痛明显减轻,其他症状基本消失,手足部皮肤好转,但和其他部位仍然有区别。上方加减继服1个月,症状基本消失后停药。

按语:患者因风寒湿三邪留着关节而四肢关节疼痛,遇阴雨天加重。邪郁日久,化热伤阴则热甚,局部肿胀灼热,汗出,见脉短细数。湿邪中阻则恶心欲呕。风邪上扰清窍则头晕耳鸣。故用桂枝加知母汤祛风除湿,温阳开痹,滋阴清热。

[验案三]

李某,女,52岁。2015年11月14日初诊。

主诉:下肢疼痛3月余。

患者病已 3 月余，右下肢畏风，遇风则痛，痛处游走不定，四肢关节重着酸胀，舌质淡，脉弦缓。

诊断：行痹（风湿闭阻经络）。治以祛风通络，散寒除湿，以羌活胜湿汤加减。

处方：羌活 15g　　独活 15g　　细辛 3g　　防风 15g

　　　川牛膝 15g　　炙甘草 6g　　木瓜 15g　　威灵仙 15g

　　　白术 15g

7 剂，每日 1 剂，水煎服

二诊（2015 年 11 月 21 日）：症状有所缓解，上方加桂枝 15g，7 剂水煎服。

三诊（2015 年 11 月 28 日）：酸痛减轻但腿痛夜间为显，上方加当归 15g、片姜黄 15g、红花 15g，增加活血止痛之力。

按语：据本病症状表现，痛无定处，遇风痛甚，四肢关节酸胀为典型的风湿痹证。风为阳邪，其性轻扬，善行数变，故疼痛为游走不定。湿为阴邪，其性重浊黏滞。邪侵肌表经络，闭阻气血，故治以疏风祛湿，宣痹通络之法，用药以疏风祛湿为主，辅以活血通络之品。方中羌活、独活为君药，羌活善治上焦与表部的风湿，独活善祛下焦与筋骨间的风湿，二药合用可祛一身之风湿；防风、细辛为臣药，防风为散风寒、祛湿痹之要药，故治诸风周身不遂，骨节酸痛；细辛可治风湿痹痛，肢节拘挛，开经脉、窍髓之邪；佐以木瓜、威灵仙通络舒筋，祛风湿；川牛膝行血散瘀，强筋止痛。

[验案四]

李某，女，69 岁。2017 年 5 月 24 日初诊。

主诉：上肢疼痛麻木 1 月，加重 5 天。

病史：1 个月前无明显诱因出现上肢麻木疼痛，休息几天后有所缓解，未予重视，5 天前受凉后，胳膊、手关节疼痛麻木较以前加重，休息缓解不明显，现胳膊、手关节疼痛麻木，四肢怕冷，口干。有糖尿病病史。

诊断：痹证合并消渴；证属经络受风，外寒内热。治以益气滋阴，祛风除痹，以蠲痹汤合桂枝芍药知母汤。

处方：黄芪 20g　　桂枝 10g　　赤白芍各 10g　　知母 10g

　　　甘草 6g　　　羌活 10g　　姜黄 10g　　　防风 10g

细辛 3g	生地 15g	制川乌 3g	葛根 15g
通草 3g	川芎 10g	当归 10g	徐长卿 15g

5 剂颗粒，每日 1 剂，开水冲服。

二诊（2017 年 6 月 1 日）：上述症状均减轻，上方去通草，加制草乌 3g、地龙 6g，5 剂颗粒继服。

按语：桂枝芍药知母汤可以祛风除湿，通阳散寒，佐以清热，主要治疗诸肢节疼痛；辛能散寒，风能胜湿，防风、羌活、制川乌除湿而疏风；气通则血活，血活则风散，黄芪、甘草补气而实卫；当归、赤芍活血而和营；姜黄、川芎理血中之气，能入手足而祛寒湿；细辛、徐长卿祛风散寒，止痛；生地、葛根生津止渴；通草通经活络。二诊时诸症减轻，所以在原方基础上去通草，加制草乌、地龙，寓小活络丹之意，以加强祛风除湿，化痰通络，活血止痛之功。

十六、腰痛

刘某，男，50 岁。2014 年 12 月 6 日初诊。

患者腰部酸痛，喜揉喜按，遇冷加重，坐久腰部酸痛如折不能站立，舌淡红，苔白腻，脉虚缓。

诊断：腰痛（肾虚夹寒）。治以补益肝肾，通络止痛。

治疗：1. 内服肾气丸加减。

处方：熟地 24g	山药 12g	山萸肉 12g	茯苓 9g
泽泻 9g	丹皮 9g	淫羊藿 15g	怀牛膝 15g
川断 15g	杜仲 15g	桑寄生 15g	枸杞子 10g
菟丝子 15g	桂枝 10g	制附子 10g^{（先煎）}	

5 剂，每日一剂，水煎服。

2. 针灸、拔罐。针刺取穴：双侧肾俞、气海俞、大肠俞、关元俞、小肠俞、腰眼穴、阿是穴，每次留针 30 分钟，每日 1 次。针刺部位拔罐，每次留罐 10 分钟。

二诊（2014 年 12 月 11 日）：患者诉腰部酸痛大减，坐久后腰部仍有轻微酸痛，舌淡红，苔薄白，脉缓。原方 5 剂继服，药尽而愈。随访 2 年未复发。

按语：腰部酸痛，喜揉喜按，遇冷加重，坐久腰部酸痛如折，属肾虚夹寒。故用肾气丸方温阳补肾以培其本，并以淫羊藿、怀牛膝、川断、杜仲、桑寄生、枸杞子、菟丝子等药物，温肾壮腰，强筋骨；配合针灸、拔罐，通络止痛。内外合用，补肾以补其虚，通络以散其寒，标本兼治，故能病症减轻。

十七、下肢瘀肿

唐某，女，58 岁。2017 年 1 月 24 日初诊。

患者双侧下肢肿胀，左侧为甚，日久不消，沉重麻木，皮肤发紫，倦怠乏力，舌淡有瘀斑，苔薄白，脉沉涩。

诊断：股肿（气虚血瘀）。治以益气活血，通络消肿。

1. 内服以黄芪桂枝五物汤合血府逐瘀汤加减。

处方：黄芪 30g	生地 15g	当归 15g	桃仁 10g
红花 10g	柴胡 10g	川牛膝 15g	炒枳壳 10g
鸡血藤 30g	川芎 10g	炙甘草 15g	赤芍 15g
桂枝 10g	丹参 15g	细辛 3g	忍冬藤 30g

7 剂，每日 1 剂，水煎服。

地龙 5g，水蛭 3g，乌梢蛇 5g，颗粒剂，以药液冲服。

2. 以上剂方药渣再煎汤熏洗患肢，每日 1～2 次，每次 30～60 分钟。

二诊（2017 年 2 月 3 日）：患者左侧下肢肿胀稍轻，沉重麻木感减轻，倦怠乏力好转。原方继服 15 剂，同时熏洗患肢。

2017 年 5 月 11 日患者再次就诊，诉经二诊治疗后，症状逐渐消失，故停药。近十余日来，左下肢肿胀再次出现，肤色正常，沉重麻木感不显。为预防病情反复，予熏洗方：

鸡血藤 30g	忍冬藤 30g	怀牛膝 15g	红花 6g
细辛 5g	徐长卿 20g	丹参 20g	赤芍 15g
土茯苓 30g			

7 剂外洗。

按语：患者体质素虚，倦怠乏力，为气虚之象。左下肢沉重麻木、皮肤发紫、舌有瘀斑为血瘀之象。故本案的病理因素为气虚、血瘀、水停，其发病在于气虚无力推动血脉，致瘀血内阻，血不利则为水，故有肿胀。故以黄芪桂枝五物汤合血府逐瘀汤，益气温经，活血通络。并加鸡血藤、桃仁、红花、丹参、川芎及水蛭、地龙、乌梢蛇等，以加强活血化瘀通络之功；用柴胡、枳壳者，在于肝藏血，疏利肝气有利于血的运行；并结合熏洗，内外合用，双管齐下，故能药到病除。

十八、面瘫

赵某，男，47岁。2016年12月5日初诊。

症状：3天前睡觉醒来突然左侧眼睑闭合不全，额纹消失，口角下垂喝向右侧，左侧不能皱眉、闭目、露齿、鼓腮，伴左侧耳后疼痛，口苦，咽干，稍有乏力，舌边尖微红，舌苔薄黄，脉浮数。辅助检查：头颅核磁未见异常。

诊断：面瘫（风痰袭络）。治以祛风化痰，活血通络，以玉屏风散合牵正散加减。

处方：黄芪20g　　防风10g　　赤芍10g　　制白附子6g

全虫3g　　僵蚕8g　　鸡血藤20g　　白芷10g

葛根15g　　胆南星6g　　丝瓜络15g

5剂颗粒，每日1剂，开水冲服。

普通针刺：取患侧阳白、睛明、太阳、四白、攒竹、牵正、翳风、颊车透地仓、人中、迎香、承浆、夹承浆，健侧合谷穴，每次30分钟，日1次，10天为一疗程。

二诊（2016年12月9日）：患者左侧眼睑闭合较前好转，口角下垂好转，额纹稍有恢复，皱眉、闭目、露齿、鼓腮都好转，耳后疼痛减轻。仍以原方加减。

处方：黄芪30g　　防风10g　　赤芍10g　　制白附子8g

全虫5g　　僵蚕8g　　鸡血藤20g　　白芷10g

葛根15g　　胆南星6g　　丝瓜络15g　　乌梢蛇6g

地龙6g　　天麻10g　　川芎10g

5剂颗粒，每日1剂，开水冲服。继续针刺治疗同前。

三诊（2016年12月15日）：患者左侧眼睑闭合明显好转，口角下垂大有好转，额纹恢复较好，皱眉、闭目、露齿、鼓腮动作已恢复，耳后疼痛消失。原方黄芪加至45g，加黄芩10g、钩藤12g。5剂颗粒继服。继续针刺治疗。

四诊（2017 年 12 月 19 日）：患者左侧眼睑闭合正常，口角下垂不明显，额纹基本恢复，皱眉、闭目、露齿、鼓腮动作已恢复正常。原方继服，巩固治疗，5 剂后症状基本消失。

按语：面神经麻痹，属中医面瘫范畴，感受风寒、风热、痰湿等邪皆可得之。本案发病在于正气不足，络脉空虚，风痰之邪侵于面部经络，气血阻滞，经脉失养，以致肌肉弛缓不收，故用玉屏风散合牵正散，益气固表，祛风化痰，通络止痉。方中黄芪、防风补气固表祛风；白芷、葛根解表祛风；川芎、赤芍、鸡血藤活血通络；胆南星、丝瓜络化痰通络；地龙、乌梢蛇增强祛风通络之效；天麻、钩藤增强息风止痉效果。诸药合用益气固卫，祛风清热，活血通络。再配合针灸疏经通络，故可取效。

十九、颤证

乔某，男，86 岁。2017 年 6 月 6 日初诊。

主诉：头部及肢体颤抖伴麻木 20 余年，加重半月。

现病史：头部及肢体颤抖、摇动幅度小，不能自制，面色㿠白，行走不稳，动作笨拙，活动减少，多汗，神疲乏力，体瘦眩晕，遇烦劳而加重，舌质淡红，苔薄白滑，舌下有瘀点，脉沉细弱。患者脑梗死病史 15 年，之前间断性在我处治疗，口服中药，控制良好，此次加重，影响生活，又来我处诊治。

诊断：颤证。证属气虚血瘀，脾肾亏虚。

治疗：滋补脾肾，益气养血息风。

处方：

黄芪 20g	天麻 10g	熟地 15g	山萸肉 10g
丹皮 10g	赤芍 12g	川芎 10g	鸡血藤 20g
豨莶草 15g	龟甲 10g	生龙骨 30g	生牡蛎 30g
丹参 20g	党参 15g	徐长卿 15g	石菖蒲 10g

5 剂颗粒，每日 1 剂，开水冲服。

二诊（2017 年 6 月 14 日）：精神略有好转，口干、眠差，加石斛 10g，远志 8g。5 剂，颗粒。

三诊（2017 年 6 月 20 日）：加肉苁蓉 12g 以增强补肾阳作用。5 剂，颗粒。

按语：本病以肢体、头部摇动为其主要症状，属风象，与肝肾有关，病程较长，年老体弱，肝肾亏虚，气虚不足，以黄芪、熟地、党参健脾益气养血；

气虚血滞，肢体颤抖麻木加徐长卿、鸡血藤补血活血通络；山萸肉补益肝肾；豨莶草祛风除湿，通经活络；天麻、龟甲、生龙骨牡蛎重镇息风止痉；丹皮、丹参、赤芍、川芎活血化瘀；石菖蒲化痰开窍。

二十、消渴

杨某，女，56岁。2017年4月23日初诊。

现病史：患者烦渴多饮，口干舌燥，尿频量多，神疲乏力，心烦，睡眠差，舌边尖红，苔薄黄，脉细数。

辅助检查：血糖：15.11mmol/L；甘油三酯：3.2mmol/L。

诊断：消渴（肺热津伤）。治以益气滋阴，生津止渴，以玉液汤加减。

处方：党参20g　　　生地20g　　　天花粉15g　　黄芪30g
　　　知母12g　　　葛根20g　　　黄精15g　　　玉竹15g
　　　丹皮10g　　　山药15g　　　黄柏12g　　　麦冬15g
　　　龙骨24g

5剂，每日1剂，水煎服。

二诊（2017年4月28日）：患者烦渴多饮、口干舌燥减轻，尿频好转，精神好转，心烦失眠稍减轻，又觉反酸烧心。原方加白芍15g、柴胡12g、炒枳壳10g、煅瓦楞子20g，去玉竹。

处方：党参20g　　　生地20g　　　天花粉15g　　黄芪30g
　　　知母12g　　　葛根20g　　　黄精15g　　　丹皮10g
　　　山药15g　　　黄柏12g　　　麦冬15g　　　龙骨24g
　　　白芍15g　　　柴胡12g　　　炒枳壳10g　　煅瓦楞子20g

10剂，每日1剂，水煎服。

按语：消渴病是以多尿、多饮、多食、形体消瘦或尿有甜味为主要临床表现的病症，其病机主要是禀赋不足，阴津亏损，燥热偏胜，且多与血瘀密切相关。本案患者以肺燥为主，多饮症状较为突出，故用玉液汤加减。方中黄芪、五味子、知母、葛根、山药、天花粉益气生津；党参、黄精益气生津滋阴；黄柏、生地、葛根、玉竹、麦冬清热生津止渴；丹皮清热活血；龙骨镇静安神；煅瓦楞子制酸和胃；柴胡、白芍、炒枳壳疏肝解郁。诸药合用，清燥热，益津液，疏气机，活气血，共同达到标本兼治的作用。

二十一、口疮

[验案一]

陈某,男,64岁。2017年7月3日初诊。

症状:患者口疮反复发作,大小不等,灼热疼痛,时有发热,面红,心烦失眠,口苦口干,渴欲饮水,大便秘结,2～3日一行,小便黄,舌质红,苔黄厚,脉滑数。

诊断:口疮(脾胃蕴热)。治以清热泻火,凉血止痛,以清胃散加减。

处方:

生地 20g	丹皮 12g	炒栀子 10g	黄柏 12g
知母 10g	甘草 6g	灯心草 3g	竹叶 10g
茯苓 12g	薄荷(后下)5g	升麻 6g	葛根 15g
柴胡 15g	黄芩 12g	黄连 10g	

4剂,每日1剂,水煎服。

二诊(2017年7月22日):患者口疮灼热疼痛大减。方证相应,以原方继服6剂,药尽而愈。

按语:本患者为火热内盛所致,火热上蒸,致口腔黏膜溃烂,灼热疼痛;邪热扰心,故见心烦失眠;热盛伤津,则症见尿赤便秘,口干苦而渴。故用清胃散加减。方中黄连苦寒泻火为君,以清胃中积热;生地凉血滋阴,丹皮凉血清热,共为臣,并佐当归养血和血;升麻散火解毒,与黄连相伍,使上炎之火得散,内郁之热得降,并为阳明引经药,加黄柏、知母滋阴清热;加栀子、灯心草、甘草、竹叶清热除烦;葛根、柴胡、黄芩增强清热泻火之功。全方共奏清热泻火,凉血止痛之效。

[验案二]

陈某,男,64岁。2017年2月14日初诊。

主诉:口疮反复发作半年。

半年来,饮食不慎(食用辛辣之品或海鲜)即出现口疮,边缘鲜红,灼热疼痛,伴头胀,口干,小便黄,舌红少苔,脉细数。

诊断:复发性口疮,证属阴虚内热。

治法:滋阴清热。以知柏地黄汤加减。

处方:

生地 20g	丹皮 12g	栀子 10g	山萸肉 10g

黄柏 12g	知母 10g	甘草 6g	肉桂 3g
竹叶 6g	茯苓 12g	粉葛 15g	薄荷 5g ^(后下)
怀牛膝 15g	麦冬 12g		

5 剂，每日 1 剂，水煎服。

二诊（2017 年 2 月 20 日）：口疮未完全消退，边缘仍红，但已无灼热疼痛，头胀减轻。2 天前天气转变，起居不慎，出现咳嗽，痰白量少，上方加百合 15g，百部 12g，桔梗 10g。5 剂，水煎服。嘱患者药后可以知柏地黄丸巩固调理。

按语：口疮，边缘鲜红，灼热疼痛，头胀，口干，小便黄皆为阴虚有热之象，舌红少苔，脉细数也提示阴虚有热。主方用知柏地黄汤以滋阴清热；加麦冬以滋阴，加栀子、竹叶以增强清热之功；加肉桂、怀牛膝以引火归原，引热下行；加粉葛、薄荷，既能清利头目又能滋阴，薄荷的清透之性又可治疗口疮。二诊时诸症有所减轻，效不更方，因有咳嗽，故加百合 15g，百部 12g，桔梗 10g 以宣降肺气，止咳。髓海难填，滋阴最慢，故嘱其以知柏地黄丸善后。

二十二、虚劳

[验案一]

裴某，女，41 岁。2017 年 2 月 13 日初诊。

患者于一年余前出现头晕眼花，少气懒言，动则心悸气短，伴有心烦失眠健忘，且每次月经来潮即淋漓不尽，十余日方止。曾口服药物治疗，效不显。一年来，患者症状进行性加重，为求进一步治疗来诊。就诊时患者面色萎黄无华，少气懒言，食纳、睡眠差，唇甲色淡白。舌质淡，苔薄白，脉虚细缓无力。

诊断：虚劳（心脾两虚）。以健脾益气，补血养心之法治疗，方以归脾汤加减。

处方：黄芪 20g	当归 12g	炒白术 10g	党参 12g
煅龙骨 24g	煅牡蛎 24g	炒白芍 15g	茜草 10g
阿胶 5g	丹皮 10g	柴胡 10g	龙眼肉 10g
茯神 10g	炒枣仁 12g	木香 6g	炙甘草 5g
乌贼骨 15g	山萸肉 10g		

7 剂颗粒，每日 1 剂，开水冲服。

二诊（2017年2月25日）：患者头晕眼花，少气懒言较前明显减轻，心烦失眠略有好转，月经来潮色淡量少，淋漓不止。原方去乌贼骨，加侧柏炭10g。7剂继服。

三诊（2017年3月13日）：患者自诉精神、食欲较前明显改善，头晕眼花及少气懒言症状基本消失，睡眠质量明显改善。月经已止。方证相应，仍以上方7剂继服以巩固疗效。

按语：脾胃为后天之本，气血化生之源。本案患者脾胃虚弱，日久致气血化生不足，故有诸症。血虚不能上养头目，故有头晕眼花，面色萎黄；血不养心，故有心烦心悸，失眠健忘；气虚不足，故有少气懒言，气短；气虚不能摄血，故有月经淋漓不尽。舌质淡，苔薄白，脉细缓，均为气血不足之象。故以归脾汤加减，以健脾益气，养血安神，并佐以收敛止血之品，共同达到健脾气，养心血，安心志，固血脉之功。

［验案二］

张某，女，45岁。2016年7月11日初诊。

症状：患者面色淡白，神疲乏力，动则心悸气短，腰酸，头晕耳鸣，口干，舌质淡，苔薄白，脉沉弱细数。

诊断：虚劳（气血不足，脾肾两虚）。治以补气养血，滋补脾肾，以归脾汤合左归丸加减。

处方：黄芪15g	炒白术10g	党参12g	当归12g
炙甘草6g	茯神10g	远志6g	枣仁12g
木香8g	龙眼肉10g	熟地12g	山药12g
山萸肉10g	菟丝子12g	龟板12g	枸杞子10g
白芍12g	柴胡8g		

1剂颗粒，每日1剂，开水冲服。

二诊（2016年7月19日）：患者精神好转，面色稍红润，动则心悸气短减轻，头晕耳鸣减轻。原方去龟板，加茜草15g，黄芪加至24g，党参加至15g，继服半月，诸症基本消失后停药。

按语：本案患者面色淡白，神疲乏力，动则心悸气短，属心脾两虚证，腰酸、头晕耳鸣、口干属肾阴虚证，故用归脾汤合左归丸加减。方中黄芪、党参、白术、当归、炙甘草补脾益气；当归、熟地、白芍补血调血；茯神、枣仁、龙眼肉养心安神；远志交通心肾而定志宁心；山萸肉、菟丝子、龟板、枸杞子滋补肾阴；柴胡疏肝理气；木香理气醒脾，以防益气补血药滋腻滞气，有碍脾胃运化功能，全方共奏补气养血，滋补肾阴之功。

二十三、肺癌

[验案一]

杨某，男，63岁。2017年5月8日初诊。

肺癌术后2年。现患者形体消瘦，面色枯黄无华，睡卧位，无力抬头，不能起坐行走。咳嗽，有黄稠痰，胸闷，心慌，气短，发热38.5℃，胸脘满闷不舒，精神萎靡，食欲差，眠差，二便正常，舌苔胖嫩，脉虚数。

诊断：肺癌术后。证属气虚痰湿，兼外感少阳。

治法：益气化痰祛湿，和解少阳。六君子汤合小柴胡汤加减。

处方：人参10g　　炒白术15g　　柴胡15g　　黄芩12g
　　　　枳壳10g　　半夏10g　　　橘红10g　　重楼15g
　　　　炙甘草10g　神曲10g　　　茯苓12g　　白芥子10g
　　　　金银花20g　炒苏子10g　　白果10g

5剂，每日1剂，水煎服。

二诊（2017年5月13日）：发热消退，仍有咳痰，加葶苈子10g以加强泻肺平喘之功。继服5剂。

三诊（2017年5月20日）：服药后精神有所好转，体温正常，能下床行走，咳嗽症状减轻，上方加用白花蛇舌草抗肿瘤。5剂继服。

处方：人参10g　　炒白术15g　　柴胡12g　　黄芩10g
　　　　炒枳壳10g　旱半夏10g　　橘红10g　　重楼15g
　　　　炙甘草10g　麦冬15g　　　茯苓12g　　白芥子10g
　　　　苏子10g　　葶苈子10g　　金银花20g　白花蛇舌草20g

5剂，每日1剂，水煎服。

四诊（2017年5月26日）：患者咳嗽、咳痰症状基本消失，发热症状消失，食欲欠佳。以上方去白芥子、苏子、葶苈子、金银花，加龙骨20g、鸡内金8g。

处方：人参 10g   炒白术 15g   柴胡 12g   黄芩 10g

炒枳壳 10g   旱半夏 10g   橘红 10g   重楼 15g

炙甘草 10g   麦冬 15g   茯苓 12g   五味子 6g

白花蛇舌草 30g   龙骨 20g   鸡内金 8g

5 剂，每日一剂，水煎服。

五诊（2017 年 5 月 31 日）：咳痰胸闷消失，下肢轻度浮肿，去柴胡、黄芩、枳壳，加猪苓 10g。5 剂，水煎服。

六诊（2017 年 6 月 10 日）：诸症好转，六君子汤加味调理善后。

处方：人参 10g   炒白术 10g   泽泻 10g   黄芪 30g

姜半夏 10g   橘红 10g   重楼 10g   猪苓 10g

炙甘草 10g   麦冬 15g   茯苓 15g   车前子 20g

五味子 6g   白花蛇舌草 30g   鸡内金 8g

5 剂颗粒，每日 1 剂，开水冲服。

按语：癌症术后，患者正气虚弱，用六君子汤以益气健脾、燥湿化痰，用补肺汤以补肺气、滋肺阴、化痰止咳，加用金银花、重楼清热解毒；神曲健脾消食；柴胡、黄芩和解少阳、退热；猪苓可增加免疫功能；《药性赋》认为五味子可补肾化痰。患者服药后自觉各方面均有缓解，故坚持服药，每次根据其症状变化组方加减，但始终不离扶正。

[验案二]

陕某，女，61 岁。2016 年 10 月 28 日初诊。

症状：患者咳嗽，咳痰，胸痛胸闷气憋，痰黄白相兼，右胁下疼痛，有痞块，呕恶吐酸，纳呆便溏，神疲乏力，形体消瘦，舌质黄，苔白，脉细弱。磁共振示：肺癌肝转移。

诊断：肺癌（肺脾气虚，痰湿内阻）。治以清肺解毒，健脾燥湿化痰，以六君子汤加减。

处方：党参 12g   炒白术 10g   茯苓 10g   炙甘草 5g

陈皮 8g   姜半夏 10g   柴胡 10g   炒枳壳 10g

白花蛇舌草 20g   半枝莲 15g   蛇莓 12g   炒白芍 15g

瓜蒌 15g   桂枝 8g   砂仁 6g^(后下)   煅瓦楞子 20g

10 剂颗粒，每日 1 剂，开水冲服。

二诊（2016 年 11 月 7 日）：患者精神有好转，余诸症状改善不明显。原方枳壳改为枳实 10g，炒白芍为赤芍 12g，加黄芩 10g、黄芪 20g、女贞子 20g。

处方：党参 12g　　炒白术 10g　　茯苓 10g　　炙甘草 5g

陈皮 8g　　姜半夏 10g　　柴胡 10g　　黄芩 10g

枳实 10g　　白花蛇舌草 20g　　半枝莲 15g　　蛇莓 12g

赤芍 12g　　瓜蒌 15g　　桂枝 8g　　砂仁 6g^(后下)

煅瓦楞子 20g　　黄芪 20g　　女贞子 20g

10 剂颗粒，每日 1 剂，开水冲服。

三诊（2016 年 11 月 18 日）：患者胸痛胸闷气憋稍减轻，呕恶吐酸，纳呆便溏稍减轻，精神稍好转，仍咳嗽，咳白痰，舌质红苔白，脉细弱。以上方加桑白皮 10g。

处方：党参 12g　　炒白术 10g　　茯苓 10g　　炙甘草 5g

陈皮 8g　　姜半夏 10g　　柴胡 10g　　黄芩 10g

枳实 10g　　白花蛇舌草 20g　　半枝莲 15g　　蛇莓 12g

赤芍 12g　　瓜蒌 15g　　桂枝 8g　　砂仁 6g^(后下)

煅瓦楞子 20g　　黄芪 20g　　女贞子 20g　　桑白皮 10g

10 剂颗粒，每日 1 剂，开水冲服。

四诊（2016 年 11 月 29 日）：患者仍咳嗽，咳少许白痰，胸痛胸闷气憋较前减轻，食欲好，大便正常，精神好转，舌红苔薄白，脉缓。原方去桂枝、桑白皮加细辛 3g，白芥子 10g，浙贝母 10g。

处方：党参 12g　　炒白术 10g　　茯苓 10g　　炙甘草 5g

陈皮 8g　　姜半夏 10g　　柴胡 10g　　黄芩 10g

枳实 10g　　白花蛇舌草 20g　　半枝莲 15g　　蛇莓 12g

赤芍 12g　　瓜蒌 15g　　砂仁 6g^(后下)　　煅瓦楞子 20g

黄芪 20g　　女贞子 20g　　细辛 3g　　白芥子 10g

浙贝母 10g

20 剂颗粒，每日 1 剂，开水冲服。后患者间断服药至今，精神状态较好。

按语：肺癌，是由于正气内虚，邪毒外侵，痰浊内聚，气滞血瘀，阻结于肺，肺失肃降所致。以咳嗽、咯血、胸痛、发热、气急等为主要临床表现的恶性疾病。本案患者属肺脾气虚痰湿证。方中党参、炒白术、茯苓、炙甘草、陈皮、姜半夏健脾燥湿，柴胡、炒枳壳、炒白芍疏肝健脾，桂枝、瓜蒌宽胸理气化痰，砂仁温中行气止呕，煅瓦楞子制酸和胃，白花蛇舌草、半枝莲、蛇莓抗癌消肿，黄芪、女贞子益气养阴。全方共奏清肺解毒，益气养阴之效。

二十四、结肠癌

王某，女，56 岁。2016 年 4 月 12 日初诊。

患者腹泻 2 个月，腹痛腹胀，痛处拒按，腹有包块，矢气胀减，肠鸣腹痛，面色苍白，喜睡懒动，肠鸣而泻，右胁下肿块，胁痛有痞块，疼痛拒按，舌淡苔白，脉弱。肠镜示：结肠癌；磁共振示：肝转移。

诊断：结肠癌（正气亏虚，湿热聚毒）。治以祛邪扶正，抗癌消肿，以六君子汤合痛泻要方加减。

处方：黄芪 20g	党参 15g	炒白术 12g	姜半夏 10g
陈皮 10g	重楼 10g	柴胡 10g	炒白芍 15g
炒枳实 10g	茯苓 12g	防风 6 g	煅龙骨 24g
煅牡蛎 24g	三棱 10g	莪术 10g	白花蛇舌草 20g
山慈菇 6g	浙贝 8g	焦神曲 10g	

7 剂颗粒，每日一剂，开水冲服。

二诊（2016 年 4 月 25 日）：患者诉食欲稍好转，精神稍好，肠鸣腹痛腹泻减轻，其余症状无明显改善，又加头痛口干，舌淡苔白，脉弱。原方中防风改为蔓荆子 10g，重楼加至 12g，10 剂继服。

处方：黄芪 20g	党参 15g	炒白术 12g	姜半夏 10g
陈皮 10g	重楼 12g	柴胡 10g	炒白芍 15g
炒枳实 10g	茯苓 12g	浙贝 8g	煅龙骨 24g
煅牡蛎 24g	三棱 10g	莪术 10g	白花蛇舌草 20g
山慈菇 6g	焦神曲 10g	蔓荆子 10g	

10 剂颗粒，每日一剂，开水冲服。

三诊（2016 年 6 月 20 日）：患者诉肠鸣腹泻较前稍轻，腹痛腹胀稍轻，面色稍红润，精神稍好转，胁下疼痛亦稍轻，仍头痛。上方去蔓荆子，加川芎 10g。10 剂继服。

四诊（2016 年 7 月 15 日）：患者诉肠鸣腹泻、腹痛腹胀减轻，头痛稍轻，因生气胁下疼痛比之前又加重，面色较红润，精神好转，舌淡红，苔薄白，脉缓。原方加延胡索 10g，陈皮改为青皮 10g。

处方：黄芪 20g　　党参 15g　　炒白术 12g　　姜半夏 10g

　　　　青皮 10g　　重楼 12g　　柴胡 10g　　　炒白芍 15g

　　　　炒枳实 10g　茯苓 12g　　浙贝 8g　　　　煅龙骨、牡蛎各 24g

　　　　三棱 10g　　莪术 10g　　白花蛇舌草 20g　山慈菇 6g

　　　　焦神曲 10g　川芎 10g　　延胡索 10g

　　　　　　　　　　　　　　　　10 剂颗粒，每日 1 剂，早晚分服。

此后患者继续间断服药至今，诸症皆平，精神状态较好，能参加日常家务活动。

按语：结肠癌的临床症状，总体来讲，为本虚于内，邪客于外，即本虚标实，虚实夹杂，寒热错杂，初期以标实为主，全身症状较轻，后期则以本虚为突出表现，全身症状为主。本案患者以本虚为主，故以扶正解毒为主。方中黄芪、党参、炒白术、姜半夏、茯苓扶正固本；柴胡、白芍、炒枳实补脾泻肝而止泻；龙骨、牡蛎、三棱、莪术、浙贝软坚散结；白花蛇舌草、重楼、山慈菇抗癌消肿。

二十五、胃癌

冯某，男，59 岁。2017 年 1 月 20 日初诊。

主诉：间断性胃脘疼一周。

胃癌术后两月。一周前患者无明显诱因出现胃脘部疼痛，伴有恶心、腹胀、嘈杂、反酸。自行口服奥美拉唑肠溶胶囊等药物，效不显。一周来患者症状不断加重，故来就诊。就诊时患者精神、食纳差，神疲乏力，身体消瘦，手足不温。舌淡，苔白厚，脉虚弱。

诊断：胃痛，胃癌术后。证属脾胃虚寒，治以益气健脾温阳，抑酸止痛。

处方：党参 12g　　炒白术 12g　　炒白芍 18g　　干姜 6g

　　　　良姜 8g　　香附 10g　　　延胡索 10g　　莪术 10g

　　　　炙甘草 5g　煅瓦楞子 20g　白花蛇舌草 24g　重楼 8g

　　　　黄连 3g　　姜半夏 10g　　黄芪 20g

7 剂颗粒，每日一剂，开水冲服。

二诊（2017 年 2 月 13 日）：胃脘痛减轻，胃内仍嘈杂、反酸、烧心，加吴茱萸 3g，10 剂颗粒。

三诊（2017 年 2 月 23 日）：上方加枳实 10g，14 剂颗粒。

四诊（2017 年 3 月 17 日）：诸症减轻，仍以上方加减。

处方：党参 12g　　炒白术 12g　　炒白芍 18g　　吴茱萸 3g

　　　干姜 5g　　　黄芪 20g　　　徐长卿 12g　　莪术 10g

　　　炙甘草 5g　　煅瓦楞子 20g　白花蛇舌草 24g　重楼 8g

　　　黄连 3g　　　姜半夏 10g　　枳实 10g　　　姜黄 10g

　　　　　　　　　　　　　　　　　10 剂颗粒，每日 1 剂，开水冲服。

五诊（2017 年 4 月 20 日）：恶心减轻，舌苔由厚转薄，上方去半夏，加浙贝 8g。7 剂，颗粒。

按语：患者胃癌术后两月，身体虚弱，脾胃虚寒，用党参、白术、黄芪补中益气，健脾；干姜、高良姜温阳散寒止痛；香附、延胡索疏肝行气止痛；白芍柔肝缓急止痛；黄连、煅瓦楞子制酸；白花蛇舌草、重楼抗肿瘤；久病入络，用莪术活血散瘀。

二十六、肾癌

郑某，男，39 岁。2017 年 5 月 9 日初诊。

现病史：三年前因右肾癌在省医院行右肾切除术，当时 B 超、磁共振均发现肝占位。出院后在本院口服中药调理好转。前不久做磁共振、B 超均报告肝占位不明显，病情稳定。现右侧肋下隐痛，下肢微肿，乏力，口干，眠差，心惊，偶感腰膝酸软，舌淡苔红，脉细涩。

诊断：右肾癌切除术后肝转移。证属脾肾虚肝郁，痰湿凝结。

治法：补气健脾，疏肝补肾，利尿排毒，活血化瘀。

处方：生黄芪 45g　党参 15g　　熟地 20g　　石韦 15g

　　　丹皮 10g　　桂枝 10g　　茯神 15g　　补骨脂 10g

　　　猪苓 10g　　三棱 10g　　莪术 10g　　炙鳖甲 20g

　　　郁金 10g　　浙贝 10g　　龙骨 20g　　牡蛎 20g

　　　葛根 20g　　枳实 10g　　柴胡 12g　　赤芍 15g

| 炙甘草 10g | 女贞子 15g | 白花蛇舌草 24g | |

10 剂，每日 1 剂，水煎服。

二诊（2017 年 6 月 20 日）：右胁仍有疼痛不适，所以上方加延胡索活血止痛，加浙贝既能降气止咳，又能消肿散结。

处方：生黄芪 45g	党参 15g	熟地 20g	石韦 15g
丹皮 10g	延胡索 10g	茯神 15g	补骨脂 10g
猪苓 10g	三棱 10g	莪术 10g	炙鳖甲 20g
郁金 10g	浙贝 8g	龙骨 20g	牡蛎 20g
葛根 20g	枳实 10g	柴胡 12g	赤芍 15g
炙甘草 10g	女贞子 15g	白花蛇舌草 24g	

10 剂，每日 1 剂，水煎服。

三诊（2017 年 7 月 7 日）：服后症状好转，继用前法调理。

按语：癌症患者大多情志不舒，癌症术后，脾肾两虚，中医认为癌症的原因是痰瘀气血壅塞，用活血化瘀，化痰软坚，扶正祛邪来治疗，所以曹师用生黄芪、党参以补气健脾；熟地、女贞子、补骨脂补肾；石韦、猪苓利尿消肿排毒；丹皮、三棱、莪术、赤芍活血化瘀；炙鳖甲、龙骨、牡蛎软坚散结兼镇静安神；茯神健脾宁心安神；柴胡、桂枝、郁金、枳实疏肝行气解郁；葛根生津止渴；白花蛇舌草清热解毒、消痈散结，现代研究证明其有抗肿瘤作用。

二十七、痔疮

[验案一]

张某，男，37 岁。2017 年 1 月 24 日初诊。

症状：患者大便带血，滴血，有时喷射状出血，血色鲜红，肛门瘙痒，神疲乏力，面色少华。舌淡白，苔薄白，脉虚数。

诊断：痔疮（肠风便血夹虚）。治以清热凉血，益气摄血，以当归补血汤合槐角丸加减。

处方：黄芪 20g	生地 20g	当归 12 g	丹皮 10g
黄芩炭 10g	焦栀子 10g	炒槐花 20g	槐角 10g
地榆炭 12g	侧柏炭 10g	大黄炭 10g	茜草炭 10g
防风 10g	炒枳壳 10g		

7 剂颗粒，每日 1 剂，早晚分服。

二诊（2017 年 2 月 11 日）：患者大便出血明显减少，大便干燥，两三日一行，肛门瘙痒好转，精神明显好转，舌淡白，苔薄白，脉缓。

生地 15g	当归 12g	槐花 15g	槐角 10g
黄芩 10g	大黄 8g	防风 10g	炒白芍 15g
地榆炭 12g	炒枳壳 10g	柴胡 10g	炒白术 10g

5 剂颗粒，每日 1 剂，开水冲服。

三诊（2017 年 2 月 16 日）：药后大便出血止，大便日一次，肛门瘙痒消失，精神如常，脉缓，停药。

按语：大便带血，滴血，血色鲜红，肛门瘙痒，神疲乏力，面色少华，证属肠风便血夹虚。故用当归补血汤和槐角丸。方中黄芪、当归益气摄血，槐角、地榆炭、黄芩炭、炒枳壳、当归、防风清肠疏风，凉血止血。方中加黄芩炭、焦栀子、炒槐花、侧柏炭、大黄炭、茜草炭收敛止血，全方共奏清肠疏风，凉血止血，益气摄血之功。

槐角丸中槐角凉血止血，清肠疏风，为君药；地榆、黄芩清热燥湿，凉血止血，为臣药；枳壳炒用宽肠理气，当归活血养血，二药一气一血，气血得调，便血得止，均为佐药；使以防风祛风胜湿，通调肠胃。诸药合用，具有凉血止血，清肠疏风之功。临床用于血热所致的肠风便血，痔疮肿痛，疗效甚佳。再合以当归补血汤，益气摄血生血，以复其本。

[验案二]

宋某，男，36 岁。2017 年 5 月 22 日初诊。

1 个月前肛门肿痛，便血较多。经口服中西药物治疗，便血症状仍有出现，故来就诊。就诊时患者面色无华，神疲乏力，唇甲色淡白，便血量少色淡，舌淡白，苔薄白，脉虚弱。血红蛋白 56g/L。

诊断：痔疮；贫血（气血虚弱）。治以补益气血，收敛止血，以归脾汤加减。

处方：当归 12g	炒白术 12g	党参 15g	黄芪 20g
炙甘草 5g	茯神 10g	远志 8g	枣仁 15g
木香 6g	龙眼肉 10g	茜草炭 10g	地榆炭 10g
槐花 15g	炒枳壳 10g	蒲黄炭 10	

7剂颗粒，每日1剂，开水冲服。

二诊（2017年6月9日）：患者诉大便两三日一行，便血止，面色比之前稍红润，精神好转，食欲欠佳，以原方去蒲黄炭，加姜半夏10g、陈皮8g以助脾运。10剂继服。并嘱患者口服右旋糖酐铁分散片。

按语：患者便血日久，且出血量较大，气随血脱，而致气血两虚，故有面色无华，神疲乏力，舌淡白，苔薄白，脉虚弱等症。故以归脾汤益气养血，并以茜草炭、地榆炭、槐花收敛止血，炒枳壳理气消胀。诸药合用，不仅能补益气血，而且收敛止血，达到标本兼治的作用。

方剂学中，归脾汤归为补益剂，具有益气补血，健脾养心之功效。主治心脾气血两虚证。临床上，还可用于长期出血而致的气血两虚患者，补血、摄血两擅其长，常常可起到意想不到的效果。

第二章
传承心悟

曹华维运用半夏泻心汤治疗脾胃病经验总结

高立志

曹华维老师对半夏泻心汤做了深入的研究，并参考历代医家对半夏泻心汤的衍化类方，形成了以半夏泻心汤治疗脾胃疾病的思路体系。笔者在跟师过程中，总结曹华维主治医师经验如下。

1. 半夏泻心汤历史衍化

半夏泻心汤出自伤寒论 149 条，以治疗少阳证误下而致的心下痞满证。并根据病情的不同，通过对剂量的加减变化，衍化出著名的生姜泻心汤（减少干姜用量，加用生姜以和胃散水气）和甘草泻心汤（重用炙甘草以补益脾胃）。

后世医家以半夏泻心汤为基础，加减变化应用，用于治疗各种脾胃疾病。如元代危亦林《世医得效方》中以半夏泻心汤去人参、干姜，加枳壳、桔梗、瓜蒌，名枳壳桔梗汤，辛开苦降，宽胸除痞，治疗痰热互结之痞满；吴鞠通《温病条辨》的半夏泻心汤去参草姜枣加枳实生姜方、半夏泻心汤去参草加枳实杏仁方，治疗阳明温病，痞满呕吐；《霍乱论》中的连朴饮也是半夏泻心汤去人参、干姜，加厚朴、石菖蒲、芦根等加减而成，用以清热利湿和胃，治疗湿热内蕴，腹满吐利。

由此可见，半夏泻心汤在其演变过程中，始终不离半夏、黄连，以此二药为核心，开创了辛开苦降，通调脾胃之大法，为各种脾胃病的总则。

2. 验案例举

【案一】

颜某，女，50 岁。2015 年 10 月 8 日初诊。主诉为间断性胃脘部不适数年，加重半月。病史：数年来胃脘部间断性不适，时轻时重，自行口服奥美拉唑胶囊等药物后可好转。半月前再次发作。就诊时患者胃脘部满闷不适，进食后尤甚，并伴有嗳气，夜间明显。精神一般，食欲差，大便质稀，日一次，小便正常。予半夏泻心汤加味：半夏 12g，黄芩 9g，黄连 6g，干姜 12g，党参 12g，炙甘草 6g，炒谷麦芽各 12g，神曲 12g，生姜 9g，大枣 5 枚。3 剂后胃脘部满闷不适好转，食欲增加，大便正常。自行停药。

按：患者间断性胃脘部不适数年之久，"邪之所凑，其气必虚"，提示患者脾胃虚弱。中土虚弱，升降失司，脾不升清故便稀，胃不降浊，故嗳气。升降失司，中土壅滞，故生痞满。故以半夏泻心汤辛开苦降，调理中焦气机，升降恢复正常则诸症皆消。

【案二】

张某，男，72岁。2015年8月31日初诊。主诉为上腹部胀满不适2月余。患者于2月前进食冰镇西瓜后出现上腹部胀满不适，夜间明显，进食后尤甚，曾口服西药治疗无效。就诊时上腹部胀满不适，口干、口苦，食欲较差，大小便正常。查体：上腹部压痛明显。以半夏泻心汤加味：半夏12g，黄芩9g，黄连6g，干姜12g，党参12g，炙甘草6g，神曲12g，鸡内金12g，炒谷芽12g，炒麦芽12g，莪术9g，生姜9g，大枣3枚。3剂，每日一剂。3剂后，上腹部胀满不适基本消失，夜间偶有胀满，食欲明显改善，无口苦、口干，上腹部压痛消失。以原方减莪术、鸡内金，继服3剂，诸症消失。

按：该案老年患者，脏腑功能较弱，食冰镇西瓜后，寒邪直中脾胃，中焦阳气受损，斡旋无力，升降失司，故有中焦胀满不适。脾胃运化失司，故食后胀满明显。

【案三】

杨某，男，60岁。因生气后出现上腹胃脘部满闷不适1年余。初服木香顺气丸可好转，日久不效。继服四消丸通下后可好转片刻，须臾又胀满如初。就诊时胃脘部胀满，食后尤甚，无胸闷及胁下胀满，口渴喜饮，食欲欠佳，大便每日一次，质不干，小便正常。舌质暗红，脉弦而滑。以半夏泻心汤合四逆散加减。半夏12g，黄芩9g，黄连6g，干姜12g，柴胡12g，枳实9g，炒白芍15g，鸡内金12g，炒麦芽12g，炙甘草6g。5剂，每日一剂。服5剂后胃脘部满闷不适明显好转，大便不畅。以原方加生莱菔子12g、莪术9g，5剂继续治疗。

按：患者肝郁日久，疏泄失司，不能助脾胃运化，致脾胃升降失司，故有胃脘部满闷。虽无胸胁胀满，但病因肝郁不达而起，故以半夏泻心汤调脾胃之升降，四逆散疏肝理气解郁，调和肝脾。

3. 半夏泻心汤治疗脾胃病的思想总结

《伤寒论》149条："伤寒五六日，呕而发热者，柴胡汤证具，而以他药下之，柴胡证仍在者，复与柴胡汤。此证虽已下之，不为逆，必蒸蒸而振，却发热汗出而解。若心下满而硬痛者，此为结胸也，大陷胸汤主之。但满而不痛者，此为痞，柴胡不中与之，宜半夏泻心汤。"

半夏泻心汤证本为少阳误下，损伤脾胃所致。中焦之气受误下之戕伐，脾胃虚弱，不能各司其职：脾不升清，故有腹泻；胃气不降，故有呕吐、痞满。所谓"清气在下，则生飧泄；浊气在上，则生䐜胀"（《素问·阴阳应象大论》）。所以，以半夏、干姜辛开以助脾之升清，黄芩、黄连苦降以助胃之降浊，人参、甘草、大枣甘温以复中焦受损之气，诸药合用，则脾气得升，胃气得降，中气得复，上下得通，故能诸症皆消。

曹师认为中焦脾胃为水谷运化之地，脾胃升降失司，则水谷运化受碍，可出现食积、水湿、痰浊等病理产物。而这些病理产物又会进一步阻塞中焦，加重中焦痞满症状，而气血化生乏源，脾胃虚弱更甚，形成恶性循环。所以，紧抓根本，复其升降，为治疗脾胃系统诸症的关键所在。

曹华维老师根据半夏泻心汤通调中焦升降之义，推而广之，不仅用以治疗中焦升降失司而出现的呕、痞、利等消化系统症状，也应用于头晕、头痛、便秘、乏力等症状，只要切中中焦脾胃升降失司之病机，均可加减运用。

4. 曹师在半夏泻心汤临床应用中的加减法

半夏泻心汤为恢复中焦升降的大法，为治疗各种脾胃病的关键。现将曹师临床应用半夏泻心汤加减方法总结如下。

食积出现嗳腐、口臭者，加焦三仙；食欲差者，加鸡内金；中焦滞塞，影响气机升发者，加炒谷麦芽，以促运化、疏肝气；伴有胃脘部压痛者，加枳实；食积较甚，腹胀明显者，加莪术；大便秘结者，加炒莱菔子；便结日久，伴有火热上炎见症者，加大黄（后下）；胃脘部烧心灼热者，加煅瓦楞子、海螵蛸；反酸者，加吴茱萸；因肝气郁结致中焦升降失司者，合四逆散，以疏肝理气；中焦升降失司，胸部气结而致胸闷者，加桔梗、枳壳，开胸理气；脾胃运化失司，痰浊阻于上焦者，加瓜蒌、薤白；痰气交结者，合橘枳姜汤；中焦受阻，清阳不升而致头晕者，加蔓荆子；湿热中阻者，去干姜、人参，加石菖蒲、藿香、佩兰。

5. 小结

半夏泻心汤不为补益而设，也不为祛邪而设，但辛开苦降，恢复脾胃升降功能，不理气而痞消，不重镇而呕止，不涩肠而利止，升降恢复，诸症皆消，为治疗脾胃病的治本之法。所以，凡是各种原因引起的脾胃升降失司，或者脾胃升降失司引起的各种症状，皆可以半夏泻心汤加减治疗，可取得较好的疗效。

气机顺　脾胃和

毕海军

脾、胃乃后天之本，仓廪之官。脾主运化，主升清，为阴土，喜燥而恶湿；胃主受纳，主腐熟水谷，主降浊，为阳土，喜润而恶燥。脾胃共居中焦，互为表里，共司水谷的纳运和吸收。小肠司受盛、化物和泌别清浊之职；大肠则为传导之能，二者又皆隶属于脾的运化升清和胃的降浊之功能。只要清能升，浊能降，纳运如常则脾胃之气调畅，脾胃和也。反之，脾胃之气逆行则病也。

古人曰："十人九胃病"。在临证中，脾胃病的确屡见不鲜。如：胃痛、痞满、呕吐、呃逆、噎膈、泄泻等，皆是由脾胃功能失调、气机失司而发。在临床上引起脾胃病的原因不外乎外感寒邪、饮食所伤、情志不遂和脾胃虚弱四种。

当今社会随着生活节奏的加快、精神压力过大，情志疾病也随之而来，情志由肝所主，情志不遂可影响肝之疏泄功能。脾胃的收纳运化，中焦的气机升降，有赖于肝之疏泄；肝郁气滞，横逆犯胃，以致胃气失和，不降反逆升，可引发上腹部胀痛、嗳气、打嗝、反酸、呕吐等；或脾气不升反逆降，可出现头昏、脑涨、昏睡、大便干结或溏稀等症。

感受寒邪也是最常见的病因，这里寒邪有二。一即内寒，指体内脾胃虚寒，复又食纳寒凉食物或饮料。二即外寒，长期待于空调屋内或感受寒冷气候。寒属阴邪，其性主凝滞、收引。一旦脾胃受寒气所犯，致使脾胃气机凝滞或失调，脾胃升降功能失司，可出现上腹部冷痛或刺痛，得热则减、呃逆、嗳气或饮食不化或大便溏薄。一般在临床上常见寒湿并存，寒者阳虚也，阳虚者湿自生。湿邪阻遏中焦，酿生成痰浊，阻塞气机升降，可出现头昏如裹、神疲乏力、不思饮食、恶心呕吐、大便不调等症。

先天脾胃虚弱，加之后天饮食辛辣、暴饮暴食，损伤脾胃或饮食停滞、久而化热，阻滞气机，皆可导致脾胃之气升降失司而出现恶心呕吐，嗳气吞酸，大便失调等症。

在治疗方面，应疏通气机，恢复脾胃升降之功能。在用药方面，当然要辨证施治，随症加减。治疗脾胃病的方剂非常多。但半夏泻心汤加减在临床上应用比较多，可以说非常广泛。《金匮要略》中言："呕而肠鸣、心下痞者半夏泻心汤主之。"我认为，只要出现恶心呕吐、嗳气呃逆、上腹部不适、肠鸣下利、大便不调者均可用半夏泻心汤加减而治。

半夏泻心汤，辛开苦降，寒热平调，补泻兼施，散结除痞。故脾胃病的实证、虚证皆可用此方治之。此方共七味药组成，其中半夏辛温为君药，散结降逆、除痞止呕；干姜辛温为臣药，温中散寒、和胃开痞；黄连、黄芩之苦寒泄热降逆、燥湿除烦。此四味药相伍具有寒热平调、辛开苦降之功。然而，寒热互结又赖于中焦虚寒，升降失司所致，故方中用人参、大枣甘温益气，以补脾虚。与半夏相伍有升有降，以复脾胃升降之功能；再者以防半夏、黄连、黄芩之燥之过，再伤胃气；佐以甘草调和诸药、补脾和中。诸药合用使寒热得解、升降复常、气机畅通则脾胃自和。若为肝郁气滞所致，可在此代表方的基础上加疏肝理气之方剂，如四逆散或柴胡疏肝散。若热重于寒者，则清热燥湿之剂黄连、黄芩用量应重，而干姜用量则轻；若寒重于热者，则清热燥湿之剂黄连、黄芩用量宜轻，而重用干姜，必要时再加生姜；若嗳气、呕吐、呃逆严重者还可加旋覆代赭汤或丁香柿蒂散或吴茱萸汤；若烧心、反酸严重者可加左金丸或煅瓦楞、海螵蛸。在临床上需要辨证施治、灵活加减。目的是调气机、扶正气、祛邪气，气机顺，脾胃自然和。

柴胡陷胸汤辨识

高立志

赵某，女，85岁。主因胃脘部疼痛，伴恶心、呕吐1天就诊。就诊时患者胃脘部疼痛，恶心、呕吐，呕吐物为胃内容物。自诉胸胁满闷憋胀不适，口干，口苦，食欲差，二便不通。查：胃脘部压痛明显。舌淡红，苔黄腻，脉弦滑。辨病为少阳阳明合病，辨病属痰热结聚胸脘。以柴胡陷胸汤加减：柴胡12g，黄芩9g，半夏12g，黄连6g，瓜蒌15g，枳实9g，桔梗9g，竹茹12g，生姜3片。

2 剂，水煎 300ml，少量多次频服。服 1 剂后胃脘部疼痛及恶心、呕吐症状明显减轻，后因小便不利改服他药，小便通后，继以此方服完，胃脘部疼痛及恶心、呕吐基本消失。

柴胡陷胸汤出自俞根初的《重订通俗伤寒论》，由柴胡、黄芩、半夏、黄连、瓜蒌、枳实、桔梗构成，实由小柴胡汤去人参、甘草、大枣，合小陷胸汤而成。治疗"少阳证具，胸膈痞满，按之痛者"（陶节庵语）。

"少阳证具，胸膈痞满，按之痛"可作为柴胡陷胸汤的方证。那么，少阳证具则是柴胡陷胸汤证的基础方证。

细数少阳病相关条文，其相关症状有：口苦、咽干、目眩、往来寒热、两耳无所闻、目赤、胸中满而烦、胁下硬满、心烦喜呕、不欲食、头痛等。先贤将提纲证之口苦、咽干、目眩（263 条），96 条之往来寒热、胸胁苦满、默默不欲饮食、心烦喜呕及脉弦概括为少阳病八大证，即柴胡八大证。

综观上述诸症，皆为"血弱气尽，腠理开"，邪乘虚入于少阳分界而从火化，表现出的少阳分界的种种症状。所以，柴胡陷胸汤的基础方证即为邪入少阳而从火化，表现症状可含少阳诸症。

"按之痛"为柴胡陷胸汤方证的另一部分，即小陷胸汤证的重要指征。

《伤寒论》138 条："小结胸证，正在心下，按之则痛，脉浮滑者，小陷胸汤主之。"对此，柯琴在《伤寒来苏集·伤寒附翼》卷上中分析："热入有浅深，结胸分大小。心腹硬满，或连小腹不可按者，为大结胸，此土燥水坚，故脉亦应其象而沉紧。止在心下，不及胸腹，按之知痛不甚硬者，为小结胸，是水与热结，凝滞成痰，留于膈上，故脉亦应其象而浮滑也。秽物据清阳之位，法当泻心而涤痰。"

故小陷胸汤证病在心下，无涉胸腹；病理因素为"水与热结，凝滞成痰"。因有实邪阻滞，故（心下）按之则痛。痰热为患，故脉浮滑。

综合比较小柴胡汤证与小陷胸汤证，其不同在于：小柴胡汤证病位在胸胁，小陷胸汤证病位在心下；小柴胡汤证虽有胸胁满闷，但无实邪结聚，故无压痛；小陷胸汤证有痰热结聚，故"按之则痛"。

如二证相合，痰热之邪不仅局限于心下，亦影响到少阳分界之胸胁，故既有小柴胡汤证的少阳证具，又有小陷胸汤的"病在心下，按之则痛"。

治疗以小柴胡汤和解少阳，以小陷胸汤清热化痰，再加桔梗、枳实升降胸中气机，以助二者宽胸开膈。因本证有痰热之实邪阻滞，故"减去参、草、枣之腻补，用生姜汁辛润疏利"（何廉臣语）。

另外，《伤寒六书纂要辨疑》中说"若按之心胸虽满闷不痛，尚为在表，未入乎腑，乃邪气填乎胸中，小柴胡加枳桔以治其闷，如未效，本方（小柴胡加枳桔汤）对小陷胸汤一服如神。"

可见，小柴胡加枳桔所治在心胸，并无实邪内阻，表现症状重在"满闷"而不痛。如未效，说明已非单纯"邪气填乎胸中"，而兼有有形实邪阻滞，合小陷胸汤兼化其痰热实邪阻滞，故能"一服如神"。

逍遥散合四物汤临床应用心得

张 丽

逍遥散与四物汤均出自宋代《太平惠民合剂局方》，曹老师近年来合方加减治疗月经失调取得较好疗效，现总结如下。

1. 病案举例

冯某，女，30岁，新城人。2017年5月29日初诊，患者诉月经提前，量少，色暗有血块，不日即净，头晕眼花，心悸失眠，经前乳房、胸肋胀痛，烦躁易怒，舌淡红，苔薄白，脉细弦。中医辨证为血虚郁热，月经量少，治以清肝解郁，补血调经。方用逍遥散合四物汤加味：当归15克，熟地15克，炒白芍15克，菟丝子15克，川芎10克，炒白术15克，柴胡12克，丹皮10克，茯苓10克，茺蔚子10克，炙甘草6克，五灵脂8克，蒲黄10克，丹参15克，龙骨24克。7剂，水煎服，每日1剂，冷水浸泡1小时，水煎共取汁600毫升，分2次服。吩咐患者调畅情志，禁食辛辣刺激及生冷食品，注意休息。

二诊（2017年6月7日）：患者诉头晕眼花减轻，情绪好转，仍心悸失眠，舌淡红，苔薄白，脉细弦。继以上方加减，组方为：当归15克，熟地15克，炒白芍15克，菟丝子15克，川芎10克，炒白术15克，柴胡12克，丹皮10克，茯苓10克，茺蔚子10克，炙甘草6克，五灵脂10克，蒲黄10克，丹参15克，龙骨、牡蛎各24克，栀子10克。7剂，水煎服，每日1剂。

三诊（2017年6月16日）：患者诉头晕眼花明显减轻，情绪明显好转，心悸失眠减轻，舌淡红，苔薄白，脉细。仍用前方加减治疗，组方为当归 15 克，熟地 15 克，炒白芍 15 克，菟丝子 15 克，川芎 10 克，炒白术 15 克，柴胡 12 克，丹皮 10 克，茯苓 10 克，益母草 15 克，炙甘草 6 克，五灵脂 10 克，蒲黄 10 克，丹参 15 克，龙骨、牡蛎各 24 克，栀子 10 克。5 剂，每日 1 剂。

四诊（2017 年 6 月 27 日）：患者月经来潮，量明显增多，血块消失，色红，经前未出现乳房胀痛，心悸失眠不显，舌淡红，苔薄白，脉缓。仍用前方加减治疗，当归 15 克，熟地 15 克，炒白芍 15 克，菟丝子 15 克，川芎 10 克，炒白术 15 克，柴胡 12 克，丹皮 10 克，茯苓 10 克，炙甘草 6 克，五灵脂 10 克，蒲黄 10 克，丹参 15 克，龙骨、牡蛎各 24 克，栀子 10 克。5 剂巩固疗效。

2. 方义简析

逍遥散由甘草、当归、茯苓、白芍、白术、柴胡、薄荷、生姜组成。原方柴胡用量重，寓有疏肝解郁之意，与当归、白芍调肝养血，配白术、茯苓、甘草健脾益气，营血生化有源，配伍薄荷、生姜散肝经郁热，共达散郁之气。可见本方具有疏肝解郁，养血健脾的功效，可治疗肝郁血虚脾弱证。四物汤由当归、川芎、熟地、白芍 4 味药组成，方中熟地为君滋补营血；当归为臣，既能补血，又补中有行；白芍养血敛阴，柔肝和营，川芎活血行气，熟地、白芍阴柔补血之品与辛甘之当归、川芎相配，动静相宜，重在滋补营血，且补中有行，使补血而不滞血，行血而不伤血，共成补血调血之功。本方补血和血，因而是营血虚滞的常用良方。

3. 体会

曹老师认为逍遥散与四物汤合方治疗月经失调疗效较好。临证加减：月经过多者，经时去川芎，酌加牡蛎、炒地榆以固冲止血；经行不畅，夹有血块者加五灵脂、蒲黄以活血化瘀；经行乳房胀痛甚者，酌加瓜蒌、王不留行、郁金以解郁行滞止痛；月经先期兼有热象者，加丹皮、栀子；月经量少者加丹参、鸡血藤、紫河车、肉苁蓉；腹痛较剧者，加延胡索、香附；月经错后过多者，加肉桂、牛膝以温经活血，引血下行；若经行小腹隐隐作痛者，重用白芍，酌加阿胶、香附；心悸失眠者加龙骨、牡蛎、五味子、枣仁；月经量少，兼少腹凉痛者，酌加肉桂、吴茱萸、乌药。

月经失调分月经先期、月经后期、月经先后不定期、月经过多、月经过少、痛经、经期延长、闭经等。其病理因素不外虚实两端。虚为阴阳气血虚弱，失于濡养；实为气血痰湿瘀滞，阻滞经络。女子以肝为先天，肝的藏血量足与疏泄适宜是月经正常来潮的重要基础。如肝血不足，或者疏泄失司，均易造成月经不能正常来潮而致月经不调。逍遥散与四物汤合用，健脾以生血，疏肝以理气，且能补血活血，健脾、疏肝、生血、补血、理气、活血，集数效于一身，故以此合方加减可治诸多月经失调之证。

从便秘案二则谈辨证论治

高立志

案一：卫某，男，57岁。大便干结难解半年余。进食不适时胃脘胀满，恶心，平素睡眠差，难以入睡，伴口干、口苦、胸部憋闷及乏力症状。舌淡红，苔薄腻略黄，舌下有瘀点，脉缓略滑。辨证属少阳痰热，以柴胡温胆汤加减。5剂后诉大便通畅不干，口苦、眠差、胸部憋闷症状明显缓解，仍有口干、乏力。仍以柴胡温胆汤合生脉饮加减治疗善后。

案二：安某，女，74岁。习惯性便秘十年。平素需服三黄片或番泻叶后（十几小时后）方能排便，不服则大便近十日干结不行。详询病史，自诉平素手足凉、畏寒。舌淡红略胖，苔薄白，脉细弱。以当归四逆加吴茱萸生姜汤三剂，并嘱停服寒凉泻下之品。3剂后二诊，服药后大便通畅，每日一行，手足凉症状亦明显减轻。继以原方三剂巩固治疗。

此二例病案同有便秘，方药并未选用通便泻下剂，但疗效都还算满意。

通过这两则医案，总结心得如下：

1. 在我们临证时，我们的着眼点应该是什么？我们常说，主诉导致第一诊断。但是，主诉通常是具有主观性和随意性的，这样的主观性和随意性真的可以反映疾病的本质吗？如案一，患者就诊的主诉并非便秘，而是进食不适时会出现胃脘部不适。但细询病史，胃脘部不适是偶发症状，并且前提明确，并非是每天出现的，而便秘、眠差才是患者平日所苦。真正让我们选用柴胡温胆汤的，是口干、口苦、胸部憋闷、眠差以及舌脉。所以，这才是这个疾病真正的眼目。案二，主诉是便秘，但着眼点是手足凉、怕冷、脉细弱。所以，我们辨证的前提是客观、独立的思维，不能轻易被主观的、随意的主诉扰乱。

2. 我们应该怎样辨证？整体观念和辨证论治是中医学的两大特色，但什么是整体观念，怎么辨证论治，是我们应该深度思考的事情。中医内科学中，给我们建立了一个辨证论治的模型，就是在患者主诉的前提下，逆流而上去溯本求源。然而，从一点出发的逆流而上可以准确找到病源吗？如此二案，如果从便秘出发，我们可能要受这个症状的局限，从而影响选方用药。所以，从全身病机出发的辨证比从局部主诉出发的辨证更能体现整体观念的优越性。

3. 中医临床学习应该以认识病机为先。便秘一症，病位虽在大肠，但其病机可能涉及肺、脾胃、肾、三焦等诸多脏腑。理法方药，理字当头。如果没有人体整体病机了然于胸，就算背诵通便方剂无数，也未必能做到方证相应。法随证立，方从法出，而证正是病机的概括总结。

所以，临床辨证施治应始终牢记整体观念，在客观、独立的中医思维指导下，细查病由所在，把握核心病机，合理遣方用药，方可起到较好的疗效。不可画地为牢，按图索骥，害人误己。

同病异治谈眩晕

张　丽

辨证论治是中医学在任何疾病过程中，诊断治疗的重要原则和方法，也是中医的学术特点和精华之所在。数千年来，它在中医学的发展及促进诊断和治疗的进步方面，起着极为重要的作用。

早在两千多年前的《内经》中，对辨证论治已有论述。在《内经》的基础上，后世结合临床实践，对辨证论治又有进一步的补充和发展。如汉代张仲景《伤寒论》中的六经提纲，辨三阴三阳病，脉证异治，随证治之，依法治之。《金匮要略》中论述三因，以专病专证而成篇章。在专病、专方、专药的基础上进行辨证论治。

在辨证论治的理论基础上，于临床的治疗中常出现一病多方或多病一方的情况，进而形成"同病异治"或"异病同治"之法。同病是指同一疾病，异治即包含着辨证论治之意。下面就同病异治几例眩晕病，进一步简述对辨证论治的认识。

病案介绍：

例一： 刘某，女，35岁。2016年6月5日来诊。患者诉头晕昏沉，神疲乏力，纳呆，睡眠差，舌质淡，苔薄白，脉细缓。诊断：眩晕（气虚血瘀型）。辨证：患者头晕昏沉，神疲乏力，乃气血亏虚，脑失所养而眩晕。治则：补养气血，健运脾胃。

处方：归脾汤加减。黄芪30g，党参15g，白术15g，茯苓15g，当归15g，生白芍15g，熟地15g，远志10g，茯神20g，五味子10g，龙骨、牡蛎各20g，砂仁10g(后下)，焦三仙各20g，7剂。二诊（6月12日）：服药7剂后，眩晕减轻，睡眠好转，精神好转。效不更方，仍按前方继服。三诊（6月20日）：患者诉眩晕已止，睡眠可，食欲佳，精神佳。

例二： 裴某，女，36岁，2017年6月24日来诊。患者头晕昏沉，头痛且胀，烦躁易怒，双下肢无力，纳呆，乏力，少寐多梦，舌质红，苔黄，脉弦。血压：145/95mmHg。诊断：眩晕（肝阳上亢型）。辨证：患者肝阳上亢，上冒清空，故头晕头痛，肝火扰动心神，故少寐多梦。治则：平肝潜阳，滋养肝肾。

处方：天麻10g，钩藤15g，黄芩15g，牛膝15g，茯神20g，栀子10g，桑寄生15g，杜仲15g，石决明30g(先煎)，龙骨、牡蛎各20g，夏枯草15g，炙甘草6g，5剂。二诊（6月30日）：服药5剂后，头晕头痛大减，睡眠好转。诊断后按前方继服10剂，眩晕止。

例三： 张某，女，56岁，2017年3月14日来诊。患者头晕恶心，低头加重，心烦口苦，按压风池穴酸痛难忍。诊断：眩晕（痰湿阻络）。治则：除湿化瘀，温通经络。

处方：姜半夏12g，炒白术12g，陈皮10g，茯苓15g，炙甘草10g，天麻10g，砂仁10g(后下)，枳实15g，竹茹10g。连服10剂，配合针刺推拿10天，眩晕止。

眩晕的发生，属于虚者居多，如阴虚则易肝风内动，血少则脑失所养，精亏则髓海不足，均易导致眩晕。其次由于痰浊壅遏，或化火上蒙，亦可形成眩晕。

以上3例眩晕皆为同病，通过辨证论治，各采用不同的方法，即同病异治后皆获显效。临床治疗上必须严循此法，通过辨病因、辨病位、辨病态、辨病机、辨证候、辨病等各个环节，针对疾病症结所在，审患者的虚实强弱，既要注意人体内外环节的统一性，又要注意个体的差异点，才能万病了如指掌，而采用积极主动有效的治疗。

曹老师认为，辨证论治是中医学的精华法宝，虽然内容繁多，但绝不是一盘散沙，而是有方向、有规律可循的，中医治病，如同世间一切事物一样，是永远不会静止的，绝不应停在一法一方上，只有在辨证施治中，据情合理，选方精当，才是中医临床治疗的唯一依据。

益气生津润喉法治疗梅核气心得

张亚立

梅核气是指咽喉部有异物感，咳之不出，咽之不下，但不影响正常进食的一种疾病。古人多以肝气上逆、痰凝气滞、肺热阴虚分型辨证，分别用疏肝理气之柴胡疏肝散、化痰散结之半夏厚朴汤和润肺清热之养阴清肺汤论治。笔者临床发现由于中气不足、升举无力、气血津液不能上承濡润咽喉而致的梅核气也较为常见。

如杨某，男，38岁，教师。主诉：咽喉干痒不适多年，讲话多或劳累后加重，不影响进食，伴饭后脘腹胀满，疲乏无力，曾多处治疗效果不佳，非常痛苦。查：咽喉部微红、充血，舌体胖大有齿痕，舌苔薄白，脉弱。即属中气不足型。处方：黄芪20克，党参15克，升麻6克，葛根20克，炙甘草6克，当归10克，白芍15克，玄参10克，麦冬10克，白术9克，陈皮9克，柴胡10克，薄荷6克（后下）。患者服用15剂后自觉咽部干痒不适、异物感消失，后服补中益气丸巩固疗效而愈。

中气不足型梅核气多见于教师、演员等说话较多或有慢性胃病的人。主症为咽喉干痒不适或有异物感，语音低弱无力，说话多或劳累后加重，兼有面黄肌瘦，倦怠乏力，食欲不振，脘腹胀满，舌体胖大有齿痕，脉弱等症。治疗以补中益气汤补益中气，加葛根、白芍、玄参、麦冬、薄荷升阳、滋阴、润喉、利咽，使气充津足，咽喉得以濡养而愈。

梅核气经常复发，缠绵难愈，患者多疑自己得了不治之症，思想负担较重。所以，在治疗的同时，须耐心做好患者的思想工作，解除思想顾虑，保持乐观情绪，并注意戒烟限酒，勿食辛辣刺激食物，避免粉尘有害气体刺激，加强锻炼，对梅核气的预防及治疗尤为重要。

附篇

"春夏养阳，秋冬养阴"

高立志

"春夏养阳，秋冬养阴"出自《素问·四气调神大论》。原文为："夫四时阴阳者，万物之根本也。所以圣人春夏养阳，秋冬养阴，以从其根，故与万物沉浮于生长之门。逆其根，则伐其本，坏其真矣。"

历代医家均以此八字作为四时养生的原则，但对此八字的理解却见仁见智，各有不同。

如王冰主张"以制为养"，指出"春食凉，夏食寒，以养于阳；秋食温，冬食热，以养于阴"。

马莳以养四时生长收藏立论，如"圣人于春夏而有养生养长之道者，养阳气也；秋冬而有养收养藏之道者，养阴气也。"

张志聪从阴阳内外盛衰立论，说"四时阴阳之气，生长收藏，化育万物，故为万物之根本。春夏之时，阳盛于外而虚于内；秋冬之时，阴盛于外而虚于内。故圣人春夏养阳，秋冬养阴，以从其根，而培养之。"

诸家众说纷纭，使后世学者莫衷一是，无所适从。正因于此，导致当下养生理论中各执一词。

如：有以王冰说法为据者，主张春食凉，夏食寒，秋食温，冬食热；有以顺应四时升降浮沉为据者，如李时珍《本草纲目》中说："故春月宜加辛温之药，薄荷、荆芥之类，以顺春升之气；夏月宜加辛热之药，香薷、生姜之类，以顺夏浮之气；长夏宜加甘苦辛温之药，人参、白术、苍术、黄柏之类，以顺化成之气；秋月宜加酸温之药，芍药、乌梅之类，以顺秋降之气；冬月宜加苦寒之药，黄芩、知母之类，以顺冬沉之气，所谓顺时气而养天和也。"也有以四时阴阳进补为说的，认为春夏宜进补温阳之药，秋冬宜进补滋阴之品。

究其众说纷纭的原因，在于对"阴阳"二字理解的不同，所以对此理解差异较大，甚至背道而驰。

观《素问·四气调神大论》整篇，开篇即为四时养生，指出春"以使志生"，夏"使气得泄"，秋"收敛神气"，冬"去寒就温，无泄皮肤"，后言四时养生之理，故"阴阳四时者，万物之终始也，死生之本也，逆之则灾害生，从之则苛疾不起"，即顺应四时天地之气。"春夏养阳，秋冬养阴"亦为此意。

此处所谓的"阴"和"阳"不应指阳气和阴液，而应为天地升降之气。如清·高世栻所言："夫四时之太少阴阳者，乃万物之根本也。所以圣人春夏养阳，使少阳之气生，太阳之气长；秋冬养阴，使太阴之气收，少阴之气藏。"

"阳气"与"阴液"，即我们所谓的阴阳，当为一体，同出入，共升降，所谓"阳生阴长，阳杀阴藏"（《素问·阴阳应象大论》）。其不同仅在于功能与物质而已。

冬至一阳生，自冬至起，蛰伏于地下之阳气开始启动，带动经冬季潜藏休养的能量向地面以上上升，故春夏气温升高，万物繁茂。夏至一阴生，弥散于地上的阳热之气向地面以下敛降，故秋冬气温渐降，万物萧条。

人身机体亦是如此，应顺应天地四时之气。春夏"阴随阳长"，人体应顺应其外达之机，使气血由内而外，顺其升发之势；秋冬"阴随阳藏"，人体应顺应其敛降之机，使气血由外而内，顺其收敛之势。升以助阴阳之气的用，降以养阴阳之气的体。

如此，才能不违天和，而能苛疾不起。正所谓"唯圣人从之，故身无奇病，万物不失，生气不竭"。

"饮入于胃"之我见

高立志

《素问·经脉别论篇》："饮入于胃，游溢精气，上输于脾，脾气散精，上归于肺，通调水道，下输膀胱，水精四布，五经并行"。

此段经文是被历代医家引为水液代谢过程的经典。但此处所描述的应当仅仅为人体能量化生的一部分，即仅仅为"阴液"部分的化生过程。

1. "饮入于胃，游溢精气，上输于脾，脾气散精，上归于肺"

入胃之饮食，不经气化，无以成为运行周身的动力及能量，而气化之初，即为液化。入胃之饮食，经胃腐熟，后经脾取其津液精微，上归于肺。脾的功用，即从经胃腐熟的饮食物中提取津液精微，即所谓"脾主运化"中的"化"。《素问·天元纪大论》中说："物生谓之化"，此处的化生，即由普通的饮食物向人体运行的精微转化的过程。在此过程中，胃的腐熟是基础，脾的提取、转化是"阴液"生成的关键，所以说脾胃为后天之本。

"脾主运化"中的"运"，即文中所论"脾气散精，上归于肺"（此处上归于肺的津液精微，是肺用所要运化的水液，而肺体濡润所需的阴液，则来源于肾中之元阴，即所谓的"金水相生"）。

如脾阳不足，津液精微不能得到提取转化，而成水饮，即苓桂剂证；如不能散精于肺，即脾运化无力，则成肺痿之证，即甘草干姜汤证。

经脾提取转化的津液精微，应经中焦之阳的温化，而成温润之津气，而后方能上归于肺，以供肺之宣发肃降，通调水道。如脾阳不足，不能上输经脾阳温化的温润之津，而上输未经脾阳温运的阴寒之水饮。阴寒之水饮上归于肺，故咳唾涎沫。

五脏"满而不能实"。肺为五脏之华盖，本应为温润之津气填充。如肺所接受的津液未经温化，而为阴寒之水饮，肺中虽留实邪，却无法充满，即实而不能满，上焦虚空，故曰"上窍开"。上窍开，下窍不能自闭，故有遗尿。

2."通调水道，下输膀胱"

上归于肺的经脾阳温化的温润之津气，一部分归于心，"变化而赤"而为血。即《灵枢·营卫生会》中所言："中焦亦并胃中，出上焦之后，此所受气者，泌糟粕，蒸津液，化其精微，上注于肺脉，乃化而为血"。

"中焦受气取汁，变化而赤，是谓血"。"受气取汁"即指脾土的运化过程。受气，即受肾中真气。五脏六腑的正常运行皆赖肾中真气的推动，脾胃亦不例外。取汁，即提取饮食物中的精微物质。脾土由肾中真气的推动，方能"取汁"，完成对饮食物中津液精微的提取。

"下输膀胱"，此处膀胱并非现代医学中储存尿液之膀胱，当指下焦。"膀胱者，州都之官，津液藏焉，气化而能出矣"，也就是说膀胱是蒸腾气化的场所，即为肾的作用。下输于膀胱的津液经膀胱气化分配至周身，即所谓"水精四布，五经并行"。

3. "膀胱者，腠理毫毛其应。"

腠理毫毛为膀胱之外应。如外感风寒之邪，腠理闭而不畅，膀胱气化受到影响，不能敷布津液，实现"气化而能出矣"的功能，而出现消渴、小便不利等津液敷布障碍的症状，即五苓散证。故以桂枝通阳化气。通阳以解外，化气以助内，一药二用，故能外解风寒而内助气化。

"渴欲饮水，水入则吐者，名曰水逆，五苓散主之。"津液下蓄膀胱，不得气化而出，器满自溢，故水入即吐。故以白术培土以助水之运化，制水之来源，茯苓、猪苓、泽泻利水下行，以减轻膀胱津液的蓄积。五药合用，共助膀胱气化。

从"盛世多寒"谈当下养生宜忌

高立志

"盛世多寒，乱世多热"是古人对时间大框架下疾病规律的概括和总结。此处的寒与热，并非是对气候而言，而是对人体的疾病性质而言。

按常理说，当下太平盛世，我们虽不说锦衣玉食，至少也可以算得上衣食无忧。所谓的"寒"从何而来？

"盛世多寒"之寒不是因于生活条件，而是因于人体的阳气虚衰，所谓"阳虚则寒"。而人体的阳气虚衰正是缘于盛世下的生活方式。盛世之下，丰衣足食，衣食无忧不在话下，百姓可安居乐业，不必受颠沛流离之苦。但是，生活条件的不断改善会产生出另外的弊端，即欲望的不断膨胀，而欲望正是消耗阳气的重要因素。

《道德经》云："五色令人目盲，五音令人耳聋，五味令人口爽，驰骋畋猎，令人心发狂；难得之货，令人行妨"，五色、五味、驰骋畋猎、难得之货，皆为人对于欲望的追逐，而目盲、耳聋、口爽、发狂、行妨等则为追逐欲望，消耗人体阳气所能产生的后果。

当下社会，亦是如此，人类过度追逐声色犬马、难得之货，使人体阳气过于消耗而不知休养，日久必使阳气衰少而致寒病渐生。另外，夜生活的丰富，睡眠时间不能保障；因一时之快，贪凉饮冷；制冷设备的出现，空调的无节制使用等，都是人体阳气消耗的重要因素。

《黄帝内经》中说："阳气者，若天与日，失其所则折寿而不彰。"此即对阳气重要性的最佳说明。所以，有人提出，养生就是养阳气。那么如何养护阳气，使阳气不致衰少是养生的重要内容。

1. 减少阳气的消耗

首先，要减少对外界欲望和诱惑的追逐。所谓"圣人为腹不为目"，只求温饱以养身，不贪欲望以护阳。"腹"，为自身存在所需的温饱，"目"，为外界存在的各种奢求和欲望。其次，要避免不良生活习惯对阳气的戕害，如贪凉饮冷对中焦阳气的伤害，如"醉以入房"对下焦肾阳的伤害，如加班熬夜对上焦心阳的伤害等。

2. 注意对阳气的养护

养阳，首在顺其势。阳气的升降出入、生长收藏与自然万物相符，当升则升，当降则降，当发则发，当藏则藏，"逆之则灾害生，从之则苛疾不起"。再者，要有意识，主动的养护阳气，如闭目宁心以养其神，安神定志以养其气，清心寡欲以养其精，精气神足则诸阳得健。

张景岳在《类经附翼·求正录》中说："天之大宝，只此一丸红日；人之大宝，只此一息真阳。"对于人体，阳气至重，而养阳，首先要做到"不妄劳作"。

近些年，社会掀起养生热，而人们对养生的追求永远在问"怎么做"，但其实，当前养生的问题不是做得少，而是求得多。

宁心寡欲，阳气自生！

从误治案一例谈辨证论治

高立志

李某，男，72岁。主因头痛就诊。首诊时头痛，后头部及两侧明显，呈发作性，发作时前额汗出。头部昏沉不适，嗜睡，项部酸困不适，口干、口苦，食欲差，不欲食，纳少，胸部胀闷。舌糙，右边紫暗，苔黄厚腻，舌下瘀络紫黑，脉弦滑。因受西医诊断"颈椎病"干扰，经用葛根汤合桂枝茯苓丸、柴胡陷胸汤加减。三剂后诸症未减。

二诊：仍头痛，项部酸困不适减轻。仍头部昏沉，嗜睡，口干口苦，纳少不欲食，胸部胀闷。舌下瘀络色较首诊淡，右边紫暗亦减，苔白厚腻，寸脉弦象减，关脉仍弦滑。考虑头痛为后头部、侧部及前额汗出，为太阳、少阳、阳明三经受邪，以九味羌活汤合小柴胡汤加减，以祛太阳、少阳、阳明三经头痛。三剂后诸症未减。

三诊：诸症状同前。脉弦象已无，双手脉滑。舌淡红，苔黄白厚腻，舌下瘀络明显，但无青紫及紫黑之象。因食欲差，纳少，故以半夏泻心调其中焦。不期三剂后诸症皆减。仅留前额偶有疼痛，停药观察。

本案先后六剂，寸效不见，而三诊三剂诸症减轻，足见首诊、二诊之误。

首诊受西医辅助检查干扰，选用葛根汤，但脉症都不见表寒之象。三剂后，虽舌象瘀血之征略减，热象稍减，但终未切证，故症状不减。（首诊应予柴胡温胆汤合桂枝茯苓丸更为恰当？）

二诊虽意识到首诊之误，但又错选九味羌活汤合小柴胡汤加减。九味羌活汤证当为外感寒湿，阻于经络之证，而本案一派痰热中阻之象，且已涉中焦（食纳差），九味羌活汤显然力不能达其病所，且有寒热之别，故又未见寸效。（二诊时苔白厚腻，热象略减，瘀血之证亦略减，当以柴胆汤减竹茹加砂仁合桂枝茯苓丸？）

三诊以半夏泻心汤加枳实、桔梗、陈皮、三仙以调其升降，助其运化，而能诸症减轻，证明本案为痰热中阻，脾胃升降失司而致。

根据本案误治，可总结辨证论治需注意：

1. 辨证论治当以患者舌脉、体征为依据，不可以西医诊断作标准开套方。我们不排斥西医辅助检查及诊断，但不能作为辨证依据。保持中医思维的独立性才是保障中医疗效的基础。

2. 辨证当从整体出发，不可头痛医头。整体观念作为中医独特思想，我们往往不能做到。往往我们临证以局部症状辨证处方，然后从整体寻找病因作为加减用药依据，造成我们无法从根本上把握疾病。

3. 细辨八纲，精确用药。临证当详辨表里、虚实、寒热，审其病位所在，而后处方用药，需做到药、证相符，尽可能做到用一方有一方的依据，用一药有一药的依据。

4. 熟识方药性味、功效。需知每一方、每一药特点、作用部位及其升降出入的药势，心中有数，临证方能胸有成竹，不致慌不择路，随意加减，以"药堆"取胜。

中医治病从收集资料，分析脉证，总结病性，提取关键病机，到选方用药，剂量权衡，煎服方法，每一步均需深究细研，不可盲目随意，玩笑视之。

当归四逆汤辨识

高立志

当归四逆汤出自《伤寒论》厥阴病篇。

第351条：手足厥寒，脉细欲绝者，当归四逆汤主之。

第352条：若其人内有久寒者，宜当归四逆加吴茱萸生姜汤。

参条文所见，当归四逆汤证症状仅仅"手足厥寒，脉细欲绝"两条。所以，在中医临床中的很多时候，当归四逆汤被作为治疗手足厥寒的专病专方，比如雷诺综合征、冻疮等。但是，如果把当归四逆汤的主治范围仅仅局限于"手足厥寒，脉细欲绝"，无异于画地为牢。在临床中，本方还有更广阔的应用范围。

如：安某，女，74岁。习惯性便秘十年。平素需服三黄片或番泻叶后方能排便，否则大便干结不行。详询病史，自诉平素手足凉、畏寒。舌淡红略胖，苔薄白，脉细弱。以当归四逆加吴茱萸生姜汤三剂，并嘱停服寒凉泻下之品。二诊诉服药后大便通畅，手足凉症状亦明显减轻。继以原方三剂巩固治疗。

本案虽以便秘为主诉，但究其病由，却在于血虚，肠胃失于濡养温煦，致通降之力失司。其眼目在于"脉细弱，手足凉"。

参看名家医案，以当归四逆汤治验者，遍及头痛、腰痛、腹痛、关节疼痛、咳嗽乃至泡性角膜炎等多个病种。其中，"手足厥寒"未必是必有症状，但都以"脉细"为辨证要点。

《濒湖脉学》中有"细脉萦萦血气衰，诸虚劳损七情乖"。原方"脉细欲绝"当为血虚不足之证。其病机应为血虚不足，经络不充，失于温养。所谓"血虚有寒"中的"寒"应为经络失于温养的虚寒。当然，若复感寒邪，必致症状加重。其病位应在血脉。

故本方以当归、白芍以养血，桂枝、细辛以温通，复以通草淡寒，"利阴阳之气，开厥阴之络"（熊寥笙语）。

综上所述，当归四逆汤应用不仅在于"四肢厥寒"，凡血虚不足，经络不充，失于温养之证皆可用之。其见症要点应为面色淡、脉细及经络失于温养诸症。

试论"整体观念"

高立志

整体观念和辨证论治是中医学的两个基本特点。在学习中医基础理论的第一课，我们就深刻地记住了这句话，并通过逐步深入的学习，了解了其包含的内容及意义，且深信其正确性。

但进入临床多年，却又渐感迷惑。整体观念，这个我们念念不忘的基本特点之一，在临床过程中应该如何应用？它真的是中医学独有的观念和优势吗？

在学习《中医内科学》时，我们曾经对整体观念有了基本的认识，即在任何疾病的诊治过程中，我们要从全身的范围内寻找其病因病机，以求对疾病有更加深刻的认识，不可头痛治头，脚痛治脚。如头痛，分外感和内伤，涉及脏腑有肝、脾、肾，涉及病机有痰浊、瘀血、气虚、血虚、肾虚、肝阳上亢等，涉及经络包括太阳、阳明、少阳、厥阴。面面俱到，无处不在。究其内核，即我们要在全身寻找头痛的病因，而不应该把思路局限在头部。

但这样的观念并不是我们中医学所独有的，更不能称为我们的特点或优势。

如下案：

李某，男，60岁。因胃脘部不适一年余就诊。经辨证论治用中药口服治疗，症状可减轻缓解，停药即复发，反复数次。详询病史，患有前列腺增生数年，现症有小便不利。因症状不显，故未加重视。建议其做泌尿系超声检查，结果示：前列腺增生，膀胱残存尿量过多，输尿管扩张，肾盂积水。行前列腺手术后，全身诸症状皆得缓解减轻，胃脘部不适亦明显好转。

因胃脘部不适就诊，行前列腺切除术后症状缓解，这不正是我们所谓的整体观念吗？这样的整体观念还是我们独有的优势吗？并且，我们立足于症状或临床表现，大海捞针似的排查病因病机，真的可以面面俱到吗？真的可以稳操胜券吗?

举病案如下:

李某,男,82岁,因头痛就诊。就诊时症见:后头部及侧头部头痛,头痛时前额汗出,就其头痛部位而言,涉及太阳、阳明、少阳三经,先后予葛根汤、柴胡温胆汤、九味羌活汤、桂枝茯苓丸等,寸效不见。后因胃脘不适,食欲差,予半夏泻心汤三剂,误打误撞,头痛竟然霍然而愈。

如果仅仅立足于头痛,通过脏腑经络等辨证的中间环节,我们能够想得到半夏泻心汤吗?至少在《中医内科学》的任何版本里,从无以半夏泻心汤治疗头痛的论述。由此可见,我们对整体观念理解的偏差,也是我们辨证论治水平下降的重要原因之一。

真正的整体观念,其立足点和出发点不是症状或临床表现,而是脏腑功能或气机运化的失常。也就是说,从源头看症状,远远比从症状找源头更能体现我们整体观念的优越性。

中医传承之我见

高立志

近些年来,现代医学所暴露出的一些缺陷和弊端,让人们重新认识到中国传统医药的作用和优势。所以,无论民间还是政府,开始对中医药行业重新反思,加以重视。

但是,由于种种原因,数十年来中医药行业的发展受到了各种各样的影响,以致我们的传统医学日趋没落,人才青黄不接。

通过行业内部的不断反思,许多前辈们的奋力疾呼,建言献策,国家开始意识到,中医药的发展,传承才是关键,所以才有了加强传承工作的种种举措。

但是,什么是传承?传承什么?怎样传承?通过传承我们需要做到什么?……这些都是我们需要思考和践行的问题。

传承,包含了"传"和"承"两方面的含义,即老师的传授和学生的继承。但从另一个角度来说,学生不能仅仅是继承者,同时,也要担当起"传"的责任,只有如此,我们的行业才能生生不息,不断发扬壮大。

传承什么，是我们的使命之所在。自我认为，传承至少要包含三个方面的内容：

一是对道的传承。中华民族在其发展过程中形成了其独特的世界观，而这种世界观成为了传统医学、武学、易学、天文学、历法学、算术学等各种学科的基础。要深入了解和研究一门学科，首先要了解其渊源及来龙去脉。所以，了解我们传统的世界观及其指导的中医学理论基础，是我们传承中医学的重中之重。

二是对中医学思辨方式的传承。中医学在其数千年的传承过程中，历代医家对其不断阐释、发扬，并不断完善，总结出六经辨证、卫气营血辨证、三焦辨证、经络辨证等诸多辨证方法和思维体系，而这些辨证方法和思维体系，在我们诊治疾病的过程中起到至关重要的作用。所以说，对中医学思辨方式的传承也是我们传承工作的一个重要内容。

三是对中医学的技术和方法的传承。在疾病的诊疗过程中，技术和方法是直接作用于患者的，包括诊断技术、选方用药、针刺取穴以及众多诊疗方法和手段。这些技术和方法的正确选取和应用是治疗取效的关键所在。

三者之中，道是基础，技术和方法是应用手段，而思辨方式是此二者之间的桥梁。中医诊疗过程，三者缺一不可。没有了道的传承，中医学便成了无源之水、无本之木，发展更无从谈起；没有了具体的技术和方法的传承，中医理论必陷入虚无化，成为毫无用处的空中楼阁；没有了思辨方式的传承，道与术各自孤立，道没有了术的验证，道必滞步不前，术没有了道的指导，术必漫无目的，疗效无从保障。

目标明确仍需方法得当，怎样传承是传承工作的关键。

1. 熟读经典

《黄帝内经》《神农本草经》《难经》《伤寒杂病论》《温病条辨》等是中医界公认的经典之作，是中医的根基所在。传承名老中医经验，首先要整理挖掘其理论渊源。源远才能流长，只有理论扎实才有可能做到圆机活法。

2. 跟师临床

名老中医学术思想往往自成体系，只有长期跟师临床，才能学习到其全貌；只有长期跟师临床，才能学习到其诊疗技术与方法的临床应用；也只有长期跟师临床，才有可能切身体会其学术思想的精妙所在。

3. 善于总结

学术思想、临床经验只有固化为文字，才是其持续传承的根本。单纯的口口相传，难免在传承过程中误解百出，挂一漏万，也难免以讹传讹。所以，我们需要在长期跟师临床的基础上，将名老中医的学术思想和临床经验总结为文字性的材料。同时，这个总结过程也是思维系统化的一个过程，是我们继承人学习的必经之路。

经过传承，我们应该全面、系统地掌握名老中医的学术思想、思辨方式及诊疗技术与方法。作为传承人，经过传承工作，我们应该做到"三会"：会看，即可以独立临证看病；会写，即可以将继承的学术思想及自己的心得体会进行文字化表述；会说，即可以灵活运用中医理论对老师及自己的学术思想、临证心得及学习体会进行口头语言表述。

传承工作任重道远，作为继承人，我们应该严格要求自己，不懈努力，完成自己在学术上的进步与蜕变，为中医药事业的继承与发展做出应有的贡献！

"生而来者谓之精"

高立志

"生之来谓之精，两精相搏谓之神。随神往来者谓之魂，并精而出入者谓之魄。所以任物者谓之心，心有所忆谓之意，意之所存谓之志，因志而存变谓之思。因思而远慕谓之虑，因虑而处物谓之智"。（《灵枢·本神》）

《灵枢·决气》中说："两神相搏，合而成形，常先身生是谓精。"精为生命的本原物质，卫气营血及五脏的生成均受奉于肾中的先天之精。两精相搏，阴阳交感而成神。神气既成，内舍于心，禀虚灵而含造化，具一理而应万机，为人体的最高主宰。然心神依然以肾中精气为本。若精气衰少则神明失司，轻则神疲躁扰，重则神丧。故《景岳全书》中说"精强神亦强，神强必多寿；精虚气亦虚，气虚必多夭"。

魂与神并生，故曰"随神往来"。魂紧随神之左右，亦步亦趋，辅助心神行思维活动，并在精神活动中行正常控制或抑制之功。而魂舍于肝，故"肝为将军之官，谋略出焉"。

魄"并精而出入"，形成最早。《左传·昭公七年》"人生始化魄"，为"附形之灵"，其主要功能即为管理人体本能活动及反应。《类经》中说："人之生也，始变化而成形，形之灵曰魄，魄内自有阳气，气之神曰魂，魂魄神灵之名，初生时耳目心识，手足运动，此魄之灵也，及其精神性识，渐有知觉，此则气之神也"。另外："魄之为用……痛痒由之而觉也"。

魄随精成，与先天禀赋有关，精壮则魄盛，反之，精衰则魄衰。

魂与神并生，受血所养，而血为渐生，故谋略、思维后于"魄之为用，能动能作"（《类经》）而成。至此，"神气舍心，魂魄毕具，乃成为人"。

"所以任物者谓之心"，任有接受，担任之意，即接受外界事物信息，如耳闻、目视、鼻嗅、舌知味皆为心所主，以及其他所有感觉的收集，如"诸痛痒疮，皆属于心"。任还有任用的意思，即对收集的信息进行判断处理。此中，谋略思维由心、肝所主，决断为心、胆所主，本能反应为肺魄所主。

"心有所忆谓之意"。忆，即所经事或物所留下的印象。而意为意念，是对心所收集的信息经过联想而形成的念头，即初步认识。"在藏为脾……在志为思"，思即是对所经事物联想、整合、提炼的过程，所以脾可以知周而为谏议之官。"脾藏营，营舍意"（《灵枢·本神》），所以，"意"即对事物初步认识的能力，与营血的多少密切相关。

"意之所存谓之志"。意为初步认识，由脾所主。这种初步认识有选择性地被保留并成为其固定的行为规范或追逐目标即为志。而肾为收藏之脏，故志由肾所主，即"肾藏精，精舍志"。是以"志"保存的持久性及坚定性与肾中精气充足与否密切相关。

"因志而存变谓之思"。当既已形成的行为规范或目标因某种变化而不能持续时自身的反思，反映了思维过程中原则性（或目的性）与灵活性的辩证统一。思即思考、思索、思量，为脾之志。思虑过多又必然对志的稳定性和坚固性造成动摇，此为五行相胜中的情志反映。

"因思而远慕谓之虑，因虑而处物谓之智"。因某种变化的出现致"志"的固定性或坚实性遭到动摇或破坏，必然会思其原委，考其根本，以慕长远谓虑。而考虑周全，妥善处物为智者表现。

本段条文言简意赅，却含义深刻，对后世情志病的诊治有着指导意义，我们必须深究其内涵，并应用于临床，指导临床的诊断与治疗。

第三章
语录集锦

1. 五脏六腑皆受于气血阴阳的充养。如气血阴阳不足，或者由于某种原因致气血阴阳阻滞，不能充养脏腑，必致脏腑功能失司，此为形病。如气血阴阳充养正常，而功能失司，则为他脏功能异常影响，或者病理产物阻滞致功能异常，此为气病。

2. 如何写心得？可以从一个方子（比如升阳益胃汤）的出处、原文入手，分析组方者原方原意、分析方子特点、应用要点，以及拓展应用范围，可以加病案举例说明；也可以通过对两个有共同特点的方子（比如柴胡疏肝散和逍遥散）对比，分析二者的特点及不同，比如病位、病性、适应证及作用范围等；还有，经典中的某句话，比如"温邪上受，首先犯肺"，含义是什么，可以对临床有什么样的指导意义；也可以从温病、伤寒邪气入侵途径类比；可以从病案入手，分析选方用药的依据、辨证或者诊断要点等。

以上都是例举，只要能阐述清楚主题，天马行空，纵横捭阖都可以，没有必要统一格式。

3. 一枝独秀非盛意，万紫千红才是春。只有行业的整体进步，才是个人充分发展的保障！

4. 作为中医理论的根基，阴阳有太多层面的含义：如气血，如脏腑，如升降出入，如疾病性质，如一气周流的趋向等。每个不同的层面就会出现不同的解读，而不正确的解读必定是对全文的误解。所以，明辨阴阳在每个层面的内涵，才是我们学习中医的首务。

5. 气，为阴阳交感，蒸腾合化而生。它不是阳的简化版，也不是功能的代义词。它不仅代表着阳的温运，也代表着阴的濡润。无论在人体自身还是在整个自然界，气才是阴阳存在的基本形式和状态。

6. 教材中，向来把阴阳和五行分而述之。但是，阴阳五行本为一体。五行，并非"五种物质的运动变化"，更不是木、火、土、金、水五种物质，而是气在运动过程中的五种状态或趋向。而这五种状态或趋向正好符合了木、火、土、金、水五种物质的特性，故以五种物质代而命之。

7. 阴阳合化而成气，气的运动变化而成五行。阴阳是气的本始，五行是气的表现。所以，对五行的理解，不可牵强附会，以免小视了古人的深意，漠视了先贤的苦心。

8. 作为医者，我们有必要重新审视自己在疾病康复过程中的作用。我们往往把太多的精力关注于疾病、药物和我们的技术，却忽略甚至忘记了作为病患主体——"人"自身的能力和作用。

9. 不战而屈人之兵，善之善者也。

治病、救人，是我们想要的结果。可是，我们与疾病的厮杀却难免会伤及无辜。杀敌一千自损八百是我们每个医生和患者都不想看到的尴尬。

10. 医生和患者从来不是敌对的双方，而是息息相关的朋友，并肩作战的战友，我们要共同面对强大的敌人、无法预测的敌情和可能无力控制的战局。不抛弃，不放弃是我们的准则和信仰。虽然我们不可能同生共死，但是，在你最艰难的时候，我们一定会紧握你们的手共渡难关，共同面对生命的裁决。

11. 练拳不练功，到老一场空。对于医务工作者来说，基础和理论就是我们的功。如果没有深厚的内功，即便倚天屠龙在手，又有何用？

12. 每日穿行于病痛中间，奔波于生死边缘，作为医生，对于我们自己来说，最重要的或许不是我们拥有的专业知识、医疗技术和治疗手段，而是一颗心，一颗敬畏之心，一颗对生命的敬畏之心！相对于生命的坚韧、神奇、伟大，我们所拥有的一切都显得多么的渺小，多么的微不足道。

13. 古人说，兵者凶器，不得已而用之。有时候，我们拥有的技术和手段就是我们的"兵"。因为敬畏，所以谨慎。

14. 以暴易暴，不知其非。

人类的想象力和创造力永远不会比生物或生命的原始能力更为强大，包括细菌、病毒，以及人体细胞。所以，我们的对抗性治疗终究会走入绝境。

15. 我们可以运用科学把生活简单化，但绝不能纵容科学本身的简单化。

16. 所谓养生，不是吃什么、喝什么、做什么运动，也不是怎么吃、怎么喝、怎么运动。养生的内核在于，对内，"恬淡虚无，真气从之，精神内守，病安从来"；对外，"法于阴阳，合于数术"。

17. 对于当下的时代来说，养生不是要做什么，而是不做什么。社会的急速发展让人们背负了太多，所以，现在我们需要的不是加法，而是减法！

18. 读经典，必须根于经典。不明就里，不可篡改经义，不可牵强附会，不可以偏概全，不可妄立新论！自戒自省！

19. 每一次对疾病的诊治都是一场支援战争。详尽侦查，滴水不漏，判断敌军由来，友军盛衰；细致分析，高瞻远瞩，确定支援方案、驱敌方略；决断果敢，霹雳手段，驱敌稳准快狠，不遗余力；宽怀仁厚，休养生息，支援战后重建，澄源复旧。

20. 有的知识或者理念，就像一颗种子，一旦播下，所有的生活和经历都会成为阳光雨露，照耀、滋润，使其生根、发芽、茁壮成长，直至枝叶参天。如此，很多这样的种子成长，我们得到的就是茂密的森林。

而往往在我们不经意间，我们会在这森林里织就一张网，一张涵盖了成长中的所得所获，生活中的点点滴滴的网，这就是我们生命的成就——真正属于自己的思维方式。

21. 中西医的诊治过程从症状开始就别道歧行。在我们没有能力汇通的时候，两种思维方式可以在不同维度内同时存在，却不能同行。我们不应该纵容二者在低水平上的汇通。

22. 关于养生，体懒不如身勤，身勤不如心静，心静不如神凝。

23. 人类越强大，对环境的适应性越强，其作为自然个体的本能就越弱，对自然的体悟能力也就越弱。

24. 作为自然群体中的一员，人类不应当把自己与自然割裂，把自己摆在自然的对立面上。天道为大道，万物生灵皆遵而从之，人也不可以例外。顺势而为，人人皆为明医；逆天而动，终会痾疾丛生。

25. 以患者为中心，我们喊了很多年，但往往我们都无法做到最佳。为了患者的康复尽最大的努力，每个医生都能做到，但这种努力之中往往包含了太多属于我们自己的偏见和执拗——不同的医学体系，不同的医疗见解，不同的治疗手段，导致不同的疗效及治愈水平。如何选取最佳的方法以达到最佳的疗效，则需要我们有认识上的超脱，理念上的超前，知识上的广博和方法上的多种多样。

26. 初学时，我们总是不经意中在方与方之间、证与证之间、药与药之间筑起厚厚的墙，以为其特点各殊，泾渭分明。临证日久，才发现我们需要的是打消这些隔阂，在对人体的认识上达到浑然一体。

27. 作为医生，我们努力的意义不在于治疗疾病，而在于通过探索和治疗疾病认识人类自身，及其与内外环境之间的关系，从而更好地指导人们，如何顺应自然，如何避免疾患，如何保持健康。

28. 防治结合，以防为主，本应该是我们医疗体系的工作方针。而当下，我们往往只重视了治疗，忽视甚至忽略了预防！只治不防，越治越忙。作为一个正规的医疗单位，一个正规的医务工作者，我们有责任有义务把预防放到一个它应有的位置。我们不应该、也不能把这个市场拱手送给那些不良商家，让他们打着医疗的旗帜为非作歹！

29. 中医的复兴，决定权不在庙堂的制度倾斜，也不在院校的教育改革；中医的昌盛，不在收入的高低，也不在赚尽多少眼球；中医的发展，不在搞了多少科研，也不在拿了几个诺贝尔奖！中医的根在老百姓中间，中医的发展需要得到百姓的认可和支持。

当有一天，中医不再需要政府的支持；当有一天，百姓不再对我们的疗效表现出惊讶；当有一天，百姓可以不用找医生就能灵活地运用中医理论解决一些小病痛，那时候，就是中医真正昌盛的时候！

所以，对于我们一线的中医工作者来说，如何在大众心中播下一粒种子，让百姓看到实效，让百姓真正体会到简便验廉的中医服务，让百姓重拾对中医药的自信，才是我们应该思考、应该践行的发展之路！

30. 养生，简单，也不简单。说简单，仅仅六个字：顺应自然规律；说不简单，在于没有具体的方法。现代人对养生的态度却是过于勤奋又过于懒惰。勤奋是对某些具体的方法孜孜以求，践行不倦；却又懒于探求至理，不愿从时时处处做起！

31. 观象悟道，参道取法，因法施术。

32. 医不识药，药不知医，是当下中医药界最大的尴尬。医不识药，对药之习性、性味毫无定见，单凭文字传抄，日久难免误传，以致错误百出却毫不知晓；药不知医，不明人体天地升降之理，药被阉割了灵魂，就不能称之为药。

33. 心躁百病起，清静智慧生！

34. 外源性的补解决不了内源性的缺！——对各种维生素及微量元素缺乏症如是说。

35. 以术入道。

36. 科学，是一场没有终点的跋涉。不要轻易否定，或许在你目力难及的地方，那就是真理；不要盲目崇拜，或许在未来的某一天，它会被轻松颠覆！

37. 如果不努力，我们的这只饭碗，就算我们自己不砸，也一定会有人帮我们砸！——与各位同道共勉。

38. 神为一身之主，神安则气和精足，神躁则气乱精耗！

精足、气和、神明、身安；心静、神凝、气和、精填。

39. 道因术存，术以道远。

40. 无论是中医还是西医，我们首先是医生。医生的使命就是救死扶伤，为患者解除病痛。所以，我们应该摒弃中西之争，各取所长，为患者选择最佳的治疗方案，尽量尽快尽好地解决患者的问题。而不应该各执己见，让患者成为中西之争的牺牲品。

41. 所有的功能性改变都应考虑其是否存在器质性病理基础。

42. 层次观、整体观、动态观。

临证观象，需层次分明。目标明确才能有的放矢。先辨在表在里，在表有五体之别，在里有脏腑之分。表里明晰，才不至药过病所或者药力不及。

四肢百骸、五官九窍、十二经脉、皮部经筋，虽分属脏腑，但统归一体。五脏各具特性，但又相互关联相互影响。一脏有病，必及他脏，表病日久，必及于里；在里之病，必现于表。所以，不能简单地以症状或者主诉判断病位所在。跳出五脏之外，心怀全局，临证才不致纷繁迷乱。

疾病发展，有因有果。临证所见症状，不仅为初起病因的果，也可能成为疾病转归的因。所以，临证要以动态的眼光看我们遇到的各种症状。不仅要洞察其起因，也要预见其发展，而后才可能随机应变，不致手足无措。

43. 所谓的整体观念，立足点应该在机体的病理状态，而不是某些症状或临床表现！

44. 树立"大中医"的理念和思维！

45. 是药三分毒。一剂药下去，不管有效无效，毒已先行。不为苍生大医，则为含灵巨贼。作为医生，几乎没有供给我们可走的第三条路。所以，我们下药用针，必须慎之又慎，切莫戕害人命！

46. 比技术层面的差距更严重的，是意识形态上的差距！

47. 在未来的世界，中西医学一定可以贯通，而这样的贯通一定是基于对人体通透的认识。

48. 中医现在的情势，太注重所谓的文化，而忽略了其实用价值。

中医学首先是门技术，然后才能谈得上文化。所以不要过分强调其文化内涵。如果不能治病医人，就失去了其存在的现实土壤，衰落甚至消亡就只是个时间问题。

49. 阳光虽好，庄稼还是得自己种。——对于《中医药法》颁布和中医形势的一片大好如是说。

50. 史上方药数以万计，临床症状千奇百怪。如果临证仅以症状为选方用药的依据，难免陷入迷局。

51. 读方犹如读史，千万别被故事迷花了眼。重在从故事中理出主线，提炼规律，而后才有可能举一反三，随机应变。

读医案亦然。从繁杂的症状中理出其内在的机制，然后以自身经验学识拟方，再看原案方药，反推作者思路，对比参照，找出差距。时时演练，才能时时进步。

52. 写病案时要注意反映自己的辨证思路。首先，四诊务必详细记录，不仅记录阳性症状体征，有鉴别意义的阴性体征一样重要。其次，记录务必客观。不能看见症状减轻或者好转就以为是自己效如桴鼓，还要详细询问有没有其他治疗，或者生活习惯有没有改变；最重要的是记录必须真实。自己的病案是自己进步的台阶，虚构疗效只是自欺欺人，自绝前程。我们医案中体现的鉴别越多，就越能体现我们的辨证水平。

53. 更多时候，疾病并不是疾病和病毒对人体的进犯，而是源于我们对自身生态平衡的破坏。